KOPFSCHMERZEN UND MIGRÄNE

Ursachen, Symptome, Behandlung

Medizin – Wissen aktuell

KOPFSCHMERZEN UND MIGRÄNE

Ursachen, Symptome, Behandlung

Prof. Dr. med. Linus Geisler (Hrsg.)

NAUMANN & GÖBEL

Wichtiger Hinweis:
Dieses Buch wurde nach dem aktuellen Wissensstand sorgfältig erarbeitet. Dennoch erfolgen alle Angaben ohne Gewähr. Der Verlag haftet nicht für eventuelle Nachteile oder Schäden, die aus den im Buch gemachten praktischen Hinweisen resultieren.
Die in diesem Buch enthaltenen Ratschläge ersetzen nicht die Untersuchung und Betreuung durch einen Arzt. Vor Durchführung einer Selbstbehandlung sollte ein Arzt konsultiert werden, insbesondere wenn Sie an Gesundheitsbeschwerden leiden, regelmäßig Medikamente zu sich nehmen oder schwanger sind.

Kopfschmerzen und Migräne
Autor: Gerhard Leibold
Lizenzausgabe für die Naumann & Göbel Verlagsgesellschaft mbH
in der VEMAG Verlags- und Medien Aktiengesellschaft, Köln
mit freundlicher Genehmigung des Dr. Werner Jopp Verlags

Gesamtherstellung: Naumann & Göbel Verlagsgesellschaft mbH, Köln

ISBN 3-625-10780-5

Inhaltsverzeichnis

Vorwort

Es gibt wohl kaum einen Menschen, der nicht ab und zu einmal an Kopfschmerzen leidet. Wenn sie nur flüchtig und aus offensichtlich harmloser Ursache auftreten, muß man ihnen keine Bedeutung beimessen. Häufig wiederkehrende oder chronische Kopfschmerzen dagegen bedeuten immer ein Warnzeichen, das Sie ernst nehmen müssen. Sie können auf eine Krankheit hinweisen, die man nicht heilt, indem man den Schmerz als Symptom unterdrückt. Nicht selten verbergen sich hinter solchen chronischen Schmerzzuständen auch Signale der Seele, die es zu verstehen gilt.

Noch schlimmer als der „normale" Kopfschmerz verläuft meist die Migräne. Die bei den akuten Anfällen auftretenden Schmerzen können so unerträglich werden, daß sie einen Menschen sogar in den Selbstmord treiben. Auch diese chronische Schmerzkrankheit kann als Symptom anderer körperlicher oder seelischer Störungen entstehen. Oft lassen sich die Ursachen aber nicht genau ermitteln, und man muß von Veranlagung als Grundursache ausgehen. Das bedeutet aber nicht, daß Sie sich damit begnügen müßten, die Migräneschmerzen durch starke Arzneimittel zu unterdrücken. Auch wenn sich eine ungünstige Veranlagung nicht beseitigen läßt, führt sie nicht zwangsläufig zur akuten Migräne. Es müssen erst andere Faktoren hinzukommen – und diese lassen sich durch eine ganzheitliche Therapie durchaus wieder heilen.

Viele Menschen, die chronisch an Kopfschmerzen oder Migräne leiden, irren jahrelang von einem Arzt zum anderen. Hilfe erhalten sie schon durch Schmerzmittel, aber geheilt werden sie dadurch nicht. Die lange Einnahme der chemischen Arzneimittel verschlimmert im Lauf der Zeit ihren Zustand. Schließlich resignieren sie entmutigt und finden sich damit ab, unheilbar krank zu sein. Aber diese Resignation ist meist unberechtigt. Selbst nach langjährigen Schmerzzuständen kann eine naturmedizinische Ganzheitstherapie, die sich nicht auf die Unterdrückung der Symptome beschränkt, noch zur dauerhaften Besserung, wenn nicht gar zur Heilung führen.

In diesem Buch erfahren Sie, welche Möglichkeiten der modernen Naturheilkunde zur Verfügung stehen, um Kopfschmerzen und Migräne erfolgreich zu behandeln.

Manche dieser Heilverfahren eignen sich auch gut, um akute Schmerzzustände bald ohne chemische Medikamente zu beseitigen. Diese können Sie als Hausmittel zur Selbsthilfe verwenden. Andere Heilmittel bleiben der fachlichen Anwendung vorbehalten und kommen hauptsächlich bei chronischen Kopfschmerzen und Migräne in Frage. Sie wirken nicht so rasch wie chemische Arzneimittel, weil sie nicht nur den Schmerz als Symptom unterdrücken, sondern die Ursachen beseitigen sollen.
Und es gibt eine allgemeine Ordnungstherapie, deren Ziel darin besteht, die Grundvoraussetzungen für die Heilung zu schaffen. Dazu gehört in erster Linie die Einübung neuer Gewohnheiten, zum Beispiel bei der Ernährung und Lebensgestaltung. Für diese grundlegende Reform sind Sie selbst verantwortlich. Scheuen Sie nicht die damit verbundene Mühe, sie steht am Anfang einer erfolgversprechenden Therapie.

Kopfschmerz – das vieldeutige Warnzeichen

Kopfschmerzen gehören zu den vieldeutigsten Symptomen. Dementsprechend schwer fällt es zum Teil, ihre Ursachen genau zu ermitteln und gezielt zu behandeln. Ob man sich aufgeregt oder zu reichlich Alkohol getrunken hat, an einer Infektion oder Nierenkrankheit leidet, in diesen und vielen anderen Fällen können immer Kopfschmerzen als unklares Warnzeichen auftreten. Vom Gehirn selbst gehen sie allerdings nie aus, denn es ist schmerzunempfindlich. Nur die Hirnhäute und die Blutgefäße im Gehirn können zu Schmerzen führen.

Es ist schwierig, die Ursachen der Kopfschmerzen genau zu ermitteln

Kopfschmerzen gehen nie vom Gehirn aus

Es gibt unterschiedliche Versuche, die Kopfschmerzen einzuteilen. Am sinnvollsten erscheint die Unterteilung nach seelischen und körperlichen Ursachen, die in diesem Buch beibehalten wird. Eine strenge Trennung läßt sich freilich nicht immer einhalten, weil Körper und Seelenleben in ständiger enger Wechselbeziehung stehen. Deshalb sind Überschneidungen der beiden Gruppen unvermeidlich.

Kopfschmerz als Signal der Seele

Die Zusammenhänge zwischen Kopfschmerzen und Seelenleben kennt man im Volksmund schon lange, man denke an den Ausspruch „sich den Kopf zerbrechen“. Was die praktische Erfahrung lehrte, wird inzwischen auch von der psychosomatischen Medizin bestätigt: Kopfschmerzen gehören zu den

Zusammenhänge zwischen Kofschmerzen und Seelenleben

häufigsten Symptomen psychischer Störungen. Sie können derart im Vordergrund stehen, daß man daneben die seelischen Signale übersieht und die Patienten lange falsch behandelt. Natürlich muß man nicht gleich bei jedem leichten Kopfschmerz das Seelenleben durchforschen, um mögliche psychische Faktoren zu erkennen. Aber wenn die Schmerzen chronisch bestehen oder häufig in bestimmten Situationen wiederkehren, sollten Sie sich doch fragen, ob dahinter eine Botschaft der Seele steht. Heilung läßt sich dann nur erreichen, wenn die psychischen Faktoren erkannt und verarbeitet werden.

Vorübergehender psychogener Kopfschmerz

Kopfschmerzen durch Aufregungen, Ärger und Streß

Aufregungen, Ärger und andere Streßfaktoren erzeugen bei vielen Menschen vorübergehende Kopfschmerzen. Sie erklären sich aus einer Störung der Gefäßregulation im Gehirn durch den Streß. Häufig kommt es zur Verkrampfung der Hirngefäße, aber auch die abnorme Erschlaffung kann den Schmerz verursachen.

Wenn solche Kopfschmerzen nur gelegentlich auftreten, kommt ihnen meist keine besondere Bedeutung zu. Sie verschwinden wieder, sobald die Streßsituation bewältigt wurde. Wer jedoch bei jeder seelisch-nervösen Belastung an Kopfschmerzen leidet, sollte nach den Ursachen dieser Reaktion fragen.

Besonders Betroffene

Besonders oft betroffen sind Persönlichkeitstypen, die sich unsicher fühlen, nicht aus sich herausgehen und Gefühle abreagieren können, leicht zu kränken sind und abnorm überempfindlich reagieren. Aber auch der Choleriker, der Aufregungen, Ärger und innere Spannungen explosiv abreagiert, leidet dabei nicht selten an anfallsweisen Kopfschmerzen. In solchen Fällen muß man versuchen, das Verhalten in Streßsituationen zu verändern, zum Beispiel durch Entspannungstherapie.

Häufig kommt eine körperliche Komponente hinzu

Häufig werden die vorübergehenden psychogenen (= seelisch verursacht) Kopfschmerzen nicht allein durch die seelische Belastung verursacht, sondern es kommt noch eine körperliche Komponente hinzu. Sie sorgt dafür, daß die Belastung eben zu Kopfschmerzen und nicht zu Beschwerden an anderen Organen führt. Zu denken ist vor allem an Arterienverkalkung im Gehirn, hohen und niedrigen Blutdruck. Das muß sorgfältig untersucht und bei Bedarf zusätzlich behandelt werden. Allerdings darf man nicht den Fehler begehen, die psychogenen Kopfschmerzen auf die körperliche Ebene zu verlagern, also neben den organischen Ursachen die seelischen Faktoren zu verdrängen.

Die seelischen Faktoren dürfen nicht verdrängt werden

Selbst wenn es gelingt, durch körperliche Behandlung die Kopfschmerzen zu beseitigen, bestehen die störenden psychischen Einflüsse fort. Anstelle von Kopfschmerzen können sie an anderen Organen Funktionsstörungen verursachen, z. B. Herz- und Verdauungsbeschwerden.

Spannungskopfschmerz – die häufigste Form

Entstehung

Die Bezeichnung Spannungskopfschmerz ist allgemein gebräuchlich, trifft aber nicht immer zu. Der Schmerz entsteht keineswegs nur durch Verspannung der Hirnblutgefäße, sondern wahrscheinlich häufiger durch Gefäßerschlaffung. Korrekter ist deshalb der Fachbegriff *vasomotorischer Kopfschmerz*, der andeutet, daß es sich um eine Störung der Gefäßregulation handelt.

Spannungskopfschmerz gehört zu den psychosomatischen Krankheiten

Diese häufigste Form der Kopfschmerzen ordnet man inzwischen den psychosomatischen Krankheiten zu. Es besteht eine enge Beziehung mit der Persönlichkeit. Meist stehen die Patienten unter hoher innerer Anspannung und können sich nicht mehr entspannen. Häufig erkennt man ihre dauernde innere Spannung auch am Gesichtsausdruck, der verbissen, starr und finster wirkt.

Grundursachen

Man erklärt das Krankheitsbild aus den folgenden beiden Grundursachen:

- Funktionsstörungen des vegetativen, nicht dem Willen unterstehenden Nervensystems, wobei das harmonische Zusammenspiel zwischen dem Sympathikus- und Parasympathikusanteil beeinträchtigt und der normale Spannungszustand verändert wird.
- Verspannungen der Kopf-Nacken-Muskulatur und Verkrampfung oder Erschlaffung der Hirnblutgefäße, die als Folgen der vegetativen Fehlregulationen eintreten; dabei muß man aber durch Untersuchung abklären, ob keine Schäden an der Halswirbelsäule bestehen, die zu ähnlichen Beschwerden führen.

Diese beiden Grundursachen lassen sich letztlich auf seelische Einflüsse zurückführen, die über das vegetative Nervensystem auf den Körper einwirken können.

Anlaß für das Auftreten des Kopfschmerzes

Spannungskopfschmerzen beginnen zum Teil schon in der Kindheit. Häufiger treten sie aber erst beim Erwachsenen auf. Der Anlaß läßt sich oft nicht genau erkennen, zum Teil besteht ein deutlicher Zusammenhang mit Streß, negativen Vorstellungen und Erwartungen. Der Schmerz tritt nicht anfallsweise vorübergehend auf, sondern besteht häufig schon morgens beim Erwachen und hält den ganzen Tag an – oftmals jahrelang fast jeden Tag.

Unbestimmter Kopfdruck

Viele Patienten beschreiben den Spannungskopfschmerz als unbestimmten, dumpfen Kopfdruck, so als platzte der Schädel, oder als Gefühl eines Reifens, der um den Kopf gespannt wird. Besonders deutlich besteht der Schmerz meist in der Schläfenregion, im Nacken und in der Kopfhaut; von hier aus strahlt er in den gesamten Kopf aus. Als Begleiterscheinungen treten häufig Übelkeit, Schwindel, ein Gefühl innerer Anspannung und teilweise auch Depressionen auf.

Begleiterscheinungen

Neben Kopfschmerzen bestehen oft noch andere Anzeichen der vegetativen Fehlfunktion. Dazu gehören vor allem allgemeine Nervosität, Unruhe und Schlafstörungen, Kribbeln und Einschlafen der Glieder, Engegefühl in der Herzgegend, Magendruck, Ohrensausen, Flimmern vor den Augen und vermehrtes Schwitzen.

Gründliche Untersuchung der Ursachen

Man darf beim Spannungskopfschmerz aber nicht vorschnell von seelisch-vegetativen Ursachen ausgehen. Ähnliche Beschwerden treten unter Umständen auch bei Blutarmut, Kalzium-, Magnesiummangel oder zahlreichen ernsteren körperlichen Krankheiten auf. Auch hormonelle Veränderungen in der Pubertät und während der Wechseljahre können eine Rolle spielen, weil das vegetative Nervensystem eng mit dem Hormondrüsensystem zusammenarbeitet. Deshalb muß eine gründliche körperliche Untersuchung vorgenommen werden, ehe man eine seelisch hervorgerufene vegetative Fehlfunktion annehmen darf.

Neurotischer Kopfschmerz

Auch Neurosen werden häufig von Kopfschmerzen begleitet

Auch die heute verbreiteten Neurosen werden oft von unklaren vorübergehenden oder dauernden Kopfschmerzen begleitet. Diese psychischen Störungen entstehen meist schon in der Kindheit, vor allem durch ungünstiges familiäres Milieu, enttäuschte Gefühle und Bedürfnisse, ungelöste Konflikte und psychische Schockerlebnisse.

Wenn solche seelischen Belastungen nicht verarbeitet, sondern ins Unbewußte verdrängt werden, kann man sie scheinbar vergessen. Unterschwellig wirken sie aber weiter und erzeugen verschiedene psychische und körperliche Symptome, wie Verhaltensstörungen, unerklärliche Ängste und Aggressionen, Funktionsstörungen vieler Organe und Kopfschmerzen.

Der neurotische Kopfschmerz betrifft oft hysterische Personen

Besonders häufig betrifft der neurotische Kopfschmerz jene Menschen, die man gemeinhin oft abwertend als hysterisch bezeichnet. Das galt früher als typische Frauenkrankheit, aber Sigmund Freud wies nach, daß auch Männer hysterisch reagieren können. Typisch dafür ist, daß als Reaktion auf starke seelische Belastungen verschiedene körperliche Symptome auftreten, außer Kopfschmerz zum Beispiel noch Krämpfe, Lähmungen und Störungen der Sinnesorgane.

Der Hysteriker flieht in seine Beschwerden

Diese Symptome werden demonstrativ gezeigt, also in Gegenwart anderer. Oft wird daraus ein Vorteil gezogen, etwa mehr Beachtung, Zuwendung oder Rücksicht der Mitwelt. Das bleibt aber unbewußt und darf nicht mit der gewollten Vortäuschung von Symptomen (Simulation) verwechselt werden. Der Hysteriker flieht in seine Beschwerden und leidet tatsächlich darunter, auch wenn keine organischen Veränderungen nachweisbar sind. Deshalb verdient er keine Verurteilung und Ablehnung, sondern benötigt Hilfe, damit er sich dem Leben wieder besser gewachsen fühlt.

Die Therapie ist oft sehr schwierig

Die Therapie neurotischer Kopfschmerzen erweist sich allerdings oft als besonders schwierig. Nimmt man den Betroffenen ihr Symptom, können sie sich nicht mehr durch die Flucht in die Krankheit schätzen. Deshalb brechen viele die Therapie vorzeitig ab. Andere verlieren vielleicht ihre Kopfschmerzen, dafür können aber Ersatzsymptome eintreten, z. B. Herzangst, Bronchialasthma und Verdauungsstörungen. Erst eine erfolgreiche Psychotherapie kann die Neigung zur Flucht in die Krankheit vollständig heilen.

Depressionen mit Kopfschmerzen

Leitsymptome der Depression

Leitsymptome der typischen Depression sind vor allem Niedergeschlagenheit, Unlust, Schwermut und Melancholie. Es gibt aber auch unklare Formen der Depression, bei denen keine charakteristischen seelischen Beschwerden bestehen, sondern hauptsächlich körperliche Symptome. Sie werden oft lange Zeit überhaupt nicht als Depression erkannt und deshalb falsch behandelt.

Etwa 75 % aller depressiven Menschen haben Kopfschmerzen

Rund 75 % aller depressiven Menschen geben an, daß sie häufig oder chronisch an Kopfschmerzen leiden. Nicht selten sind sie der Anlaß zur Konsultation des Therapeuten, denn die ursächliche Depression muß keine eindeutigen Symptome erzeugen. Da es aber keinen typischen Depressions-Kopfschmerz gibt, fällt es meist sehr schwer, die larvierte (= verborgene) depressive Verstimmung hinter den Schmerzen zu erkennen. Grundsätzlich kann jeder unklare Kopfschmerz auf eine Depression hinweisen.

Jeder unklare Kopfschmerz kann auf eine Depression hinweisen

Meist dauert es einige Zeit, in der vergeblich behandelt wird, bis sich der Verdacht auf eine Depression ergibt. Allerdings zweifeln die Betroffenen oft daran, daß eine verborgene Depression ihre Kopfschmerzen verursacht, denn sie scheuen unbewußt die Konfrontation mit den verdrängten psychischen Ursachen. Vielmehr werden sie oft die Depression als Folge der quälenden Kopfschmerzen erklären. Das kann natürlich auch einmal zutreffen, aber eine genaue Unterscheidung zwischen Ursache und Folge fällt auch dem erfahrenen Therapeuten schwer. Jedenfalls wird eine antidepressive Behandlung die Chancen, den Kopfschmerz zu heilen, deutlich verbessern.

Andere seelische Ursachen

Kopfschmerzen können auch bei Psychosen auftreten

Unklare Kopfschmerzen gehören auch bei schweren psychischen Erkrankungen (Psychosen) zu den möglichen körperlichen Symptomen. Anfangs können sie sogar im Vordergrund der Beschwerden stehen, ehe später die seelisch-geistigen Symptome auftreten. Auch ein erfahrener Therapeut kann zuerst nicht genau beurteilen, ob sich hinter länger anhaltenden oder häufig wiederkehrenden Kopfschmerzen eine beginnende Psychose verbirgt. Man muß dann abwarten und beobachten, ob zusätzliche Warnzeichen auftauchen, z. B. Denk- und Sprachstörungen, Veränderungen der Persönlichkeit, abnorm starke Stimmungsschwankungen, Halluzinationen und Wahnzustände.

Psychopathien sind Störungen der Persönlichkeit

Psychopathien können ebenfalls von Kopfschmerzen begleitet werden. Unter diesem Oberbegriff faßt man verschiedene Störungen der Persönlichkeit zusammen, die zum von der Norm abweichenden Verhalten führen, das unterschiedlich stark die Gemeinschaft stört und die Lebensgestaltung der Betroffenen einschränkt.

Typische Symptome

Zu den typischen Symptomen gehören abnorme Wesenszüge, wie Erregbarkeit, Geltungsdrang, Fanatismus, Gefühlskälte, Überempfindlichkeit, Haltlosigkeit, Willensschwäche, gesteigerte Aggressivität und Neigung zu Depressionen.

Es gibt inzwischen erste Hinweise darauf, daß Psychopathien mit Störungen der Durchblutung bestimmter Hirnareale in irgendeiner Beziehung stehen könnten. Daraus ließen sich vielleicht auch die häufigen begleitenden Kopfschmerzen ableiten.

Kopfschmerzen beim Geschlechtsverkehr

Schließlich gehören wahrscheinlich auch die Kopfschmerzen während oder nach dem Geschlechtsverkehr zu den psychisch verursachten Symptomen. Daran leiden relativ viele Frauen und Männer gelegentlich oder gar regelmäßig, aber aus falscher Scham wird das Problem oft nicht angesprochen. Häufiger Kopfschmerz beim Sex kann aber zur Erwartungsangst führen; man befürchtet bei jeder sexuellen Betätigung die Schmerzen und verzichtet daher vielleicht ganz auf Sex, was zum hohen psychischen Leidensdruck führen kann.

Grundtheorien

Es gibt heute 2 Grundtheorien zu diesem Problem, die es wie folgt zu erklären versuchen:

- Der Geschlechtsverkehr führt zu einer Erweiterung der Blutgefäße im zentralen Nervensystem, aus der sich die Kopfschmerzen erklären. Diese körperlich orientierte Theorie kann aber nicht verständlich machen, weshalb sich die Gefäße zwar bei allen Menschen während des Geschlechtsverkehrs erweitern, aber nicht alle deshalb an Kopfschmerzen leiden.
- Die Kopfschmerzen sind als eine Form der Selbstbestrafung für den Geschlechtsverkehr zu verstehen, der Schuldgefühle (z. B. durch falsche Sexualerziehung) er-

zeugt und deshalb nicht lustvoll erlebt werden kann. Diese psychologisch orientierte Theorie erscheint in sich schlüssig und wahrscheinlich. Man könnte daraus auch erklären, weshalb die Erweiterung der Blutgefäße beim Sex nur von einem Teil der Menschen mit Kopfschmerzen erlebt wird.

Das Problem sollte offen mit dem Therapeuten besprochen werden

Welche dieser beiden Theorien zutrifft, ob vielleicht auch noch andere Faktoren zu berücksichtigen sind, läßt sich heute noch nicht sicher erklären. Jedenfalls soll das Problem offen mit dem Therapeuten besprochen und behandelt werden, denn ein ungestörtes, befriedigendes Sexualleben gehört für die meisten Menschen zur psychischen und körperlichen Gesundheit.

Jede seelische Störung kann zu Kopfschmerzen führen

Es führte zu weit, noch alle anderen möglichen psychischen Ursachen von Kopfschmerzen aufzuzählen. Grundsätzlich kann wohl jede seelische Störung unter anderem zu Kopfschmerzen als unklarem körperlichem Allgemeinsymptom führen; insbesondere dann, wenn ansonsten bewährte Heilverfahren wenig helfen, muß eine psychische Komponente in Erwägung gezogen werden.

Körperlich bedingter Kopfschmerz

Sowohl harmlose Gesundheitsstörungen als auch ernstere Krankheiten

Viele körperliche Krankheiten können mit Kopfschmerzen beginnen und/oder von diesen Schmerzen begleitet werden. Teils handelt es sich um harmlose Gesundheitsstörungen, die bald wieder ausheilen. Zum Teil bestehen aber auch ernstere Krankheiten, wie verschiedene Infektionen, Herz-, Nieren- oder Stoffwechselleiden. Sie können im Anfangsstadium nur zu Kopfschmerzen führen; wenn dann die anderen, typischen Symptome hinzukommen, ist eine Krankheit vielleicht schon weit fortgeschritten.

Gründliche Untersuchung ist erforderlich

Deshalb muß jeder Kopfschmerz, der sich nicht offensichtlich aus einer banalen Gesundheitsstörung (wie akuter Schnupfen) erklärt, häufig wiederkehrt oder chronisch besteht, bald durch gründliche fachliche Untersuchung geklärt werden. Je nach der Diagnose wird dann eine gezielte Behandlung eingeleitet.

Allgemeine körperliche Ursachen

Bei vielen Patienten, die häufig oder chronisch an Kopfschmerzen leiden, läßt sich keine bestimmte Erkrankung als Ursache feststellen. Bei ihnen bestehen allgemeine Krankheitsfaktoren, die den Schmerz erzeugen. In Frage kommen heute besonders oft Schlacken- und Giftbelastung des Körpers, häufig begleitet von allgemeiner Übersäuerung, die mit der üblichen Lebens- und Ernährungsweise in Beziehung stehen. Auch der Mißbrauch von Alkohol, Genuß- und Arzneimitteln, chronische Krankheits- und Störfelder oder abnorme Reaktionen des vegetativen Nervensystems auf Witterungseinflüsse kommen häufig in Betracht. Noch nicht endgültig erklärbar sind geopathogene Zonen („Erdstrahlen") und der Elektrosmog, dem wir heute vermehrt ausgesetzt sind.

Allgemeine Krankheitsfaktoren, die Schmerz erzeugen

Es erfordert oft viel Zeit und Geduld, um solche allgemeine Ursachen zu erkennen; und sie lassen sich nicht immer vollständig ausschalten, selbst wenn der Patient dabei intensiv mitarbeitet. Aber eine Besserung der Situation läßt sich fast immer erreichen, wenn diese Faktoren nur erst einmal erkannt wurden.

Schlacken- und Giftbelastung

Bei allen biochemischen Lebensfunktionen fallen im Körper Endprodukte als Schlacken an, die nicht mehr weiter verwertet werden können, sondern mit Urin und Stuhl auszuscheiden sind. Zum Teil handelt es sich dabei um hochgiftige Schlackenstoffe, die zuerst in der Leber entgiftet werden müssen, ehe sie ausgeschieden werden können. Da es sich um natürliche chemische Endprodukte handelt, ist der Körper darauf eingestellt, sie unschädlich zu machen.

Schlacken müssen zunächst in der Leber entgiftet werden

Diese Entgiftungs- und Entschlackungskapazität des Körpers wird heute allerdings oft überfordert. Die übliche falsche Zivilisationskost – vor allem übermäßiger Verzehr von Eiweiß und Fett – führt dazu, daß mehr Endprodukte als Stoffwechselschlacken anfallen als entgiftet und ausgeschieden werden können.

Durch falsche Ernährung fallen mehr Schlacken an als entgiftet werden können

Sie reichern sich deshalb im Körper an und führen zur Selbstvergiftung. Kopfschmerzen sind eine häufige Folge, hinzu kommen oft noch Hautunreinheiten, weil die Haut versucht, die anderen Ausscheidungsorgane bei der Entschlackung und Entgiftung zu unterstützen.

Ein weiteres Problem bilden die chemischen Dünge- und Spritzmittelrückstände sowie legale und illegale Tierarzneimittel, die mit der Nahrung aufgenommen werden. Außerdem sind heute viele Nahrungsmittel durch Schadstoffe der Umwelt verunreinigt. Alle diese chemischen Rückstände, ergänzt durch Nahrungsmittelzusätze zur Färbung, Geschmacksverbesserung und Konservierung, überfordern ebenfalls die natürlichen Ausscheidungs- und Entgiftungsfunktionen des Körpers. Chronische Kopfschmerzen können eine häufige Folge sein.

Chemische Rückstände überfordern ebenfalls die normalen Funktionen des Körpers

Auf Alkohol, Nikotin, andere Genußmittel und Medikamente, die gleichfalls Giftstoffe für den Körper darstellen, gehen wir später noch gesondert ein. Sie werden heute in zunehmendem Maße mißbraucht und verschlimmern die Gift- und Schlackenbelastung des Körpers.

Umweltschadstoffe

Umweltschadstoffe nehmen wir aber nicht nur über die Nahrungskette ein, sie werden auch mit Wasser und Atemluft zugeführt. Es gibt unzählige dieser chemischen Stoffe, von denen erst ein kleiner Teil genauer untersucht wurde. Man weiß deshalb erst wenig von ihren schädlichen Wirkungen auf den Körper. Besonders problematisch sind viele deshalb, weil sie nur langsam wieder ausgeschieden werden. Selbst kleine einzelne Dosen, die für sich allein noch unbedenklich sein mögen, können sich im Lauf der Zeit so stark im Körper anreichern, daß es zur Vergiftung kommt.

Teils stammen die Schadstoffe aus Industrieanlagen und Kraftwerken, teils vom Autoverkehr und aus den Heizungen. Hinzu kommen chemische Stoffe, die aus Einrichtung und Baustoffen in die Raumluft ausgasen, in Kleidung, Kosmetika, Wasch- und Reinigungsmitteln enthalten sind. Es führte zu weit, sie hier einzeln aufzuführen.

Kopfschmerzen können wegen der chronischen Vergiftung auftreten

Kopfschmerzen können als einziges Symptom der chronischen Vergiftung mit diesen Chemikalien auftreten. Oft kommen aber noch andere Beschwerden hinzu, wie allgemeine Nervosität, Depressionen, Abwehrschwäche, Leber- und Nierenstörungen. Nur der Therapeut kann klären, ob solche Erkrankungen mit Giftbelastung in Beziehung stehen, und dann die erforderliche Therapie einleiten.

Übersäuerung des Körpers

Das Säure-Basen-Verhältnis muß stimmen

Die meisten biochemischen Prozesse im lebenden Organismus laufen nur dann korrekt ab, wenn das Säure-Basen-Verhältnis stimmt. So können zum Beispiel die Enzyme nur dann ihre lebenswichtigen Aufgaben erfüllen, wenn sie das richtige Milieu vorfinden. Manche Enzyme benötigen ein saures Milieu, vor allem die Verdauungsenzyme im Magen, andere hingegen ein basisches Milieu.

Viele Menschen leiden an einer chronischen Übersäuerung des Körpers

Normalerweise müßten wir uns um das richtige Säure-Basen-Verhältnis nicht kümmern, denn der Körper reguliert es automatisch optimal. Heute leiden aber viele Menschen an einer chronischen Übersäuerung des gesamten Körpers, die nicht mehr vom Organismus selbst reguliert werden kann. Das hat verschiedene Ursachen, die an dieser Stelle nicht genauer angeführt werden können. Eine wichtige Rolle spielt auch dabei wieder die übliche falsche Zivilisationskost, vor allem der zu hohe Anteil an Eiweiß, bei dessen Verwertung im Stoffwechsel zuviel Säure entsteht. Ferner können die verschiedenen Genußmittel, manche Umweltgifte, chemische Arzneimittel und Bewegungsmangel die allgemeine Übersäuerung begünstigen.

Ursachen

Nahezu alle Krankheiten können mit Übersäuerung in Beziehung stehen

Die Folgen dieses chronischen Zustands sind vielfältig. Da der Säureüberschuß den gesamten Organismus in Mitleidenschaft zieht, können nahezu alle Krankheiten mit Übersäuerung in Beziehung stehen. Auch die seelisch-nervösen Funktionen werden dadurch beeinträchtigt; der Volksmund sagt dazu treffend, daß jemand „sauer" ist. Häufig wiederkehrende oder chronische Kopfschmerzen können eines der Warnzeichen bei Übersäuerung sein. Unter anderem erklären sie sich aus Störungen der Durchblutung des Gehirns und Reizung des Sympathikusanteils des vegetativen Nervensystems durch den Säureüberschuß.

Auch bei Kopfschmerzen sollte man an einen Zusammenhang denken

Da die allgemeine Übersäuerung heute so weit verbreitet ist, sollte man bei Kopfschmerzen immer an einen möglichen Zusammenhang denken. Das läßt sich leicht durch eine fachliche Blut- und Harnuntersuchung abklären, bei der man ermittelt, ob der Säurewert im Normalbereich liegt oder erhöht ist. Ergibt die Labordiagnose eine Übersäuerung, muß diese gezielt behandelt werden. Dann verschwinden oft auch langjährige Kopfschmerzen wieder. Außerdem dient die Entsäuerung natürlich der allgemeinen Gesundheitsvorsorge.

Alkohol, Genuß- und Arzneimittel

Alkohol und Kopfschmerzen

Den Zusammenhang zwischen Alkoholkonsum und Kopfschmerzen kennen viele Menschen aus eigener Erfahrung. Aber nicht allein der Alkohol ist am „Kater" schuld, hinzu kommen noch andere Bestandteile der alkoholischen Getränke, wie Fuselöle, Schwefel, Weinstein und andere chemische Verunreinigungen. Oft spielen nach einem „feuchtfröhlichen" Abend zusätzlich Schlafmangel, Nikotinmißbrauch und vielleicht auch Schuldgefühle eine Rolle. Zum Teil führt der Alkohol zu allergischen Reaktionen, die ebenfalls von Kopfschmerzen begleitet werden können.

Leichte Schmerzmittel sind erlaubt

Alternativen

Es dauert durchschnittlich 12–30 Stunden, ehe die Biochemie des Körpers nach zu reichlichem Alkoholkonsum wieder in Ordnung kommt. Grundsätzlich bestehen keine Einwände dagegen, die Kopfschmerzen durch ein leichtes Schmerzmittel (wie Azetylsalizylsäure) zu lindern. Oft genügen aber auch reichlich Mineralwasser, Obstsäfte, frisches Obst, saure Gurken, Heringe und viel frische Luft, um den „Kater" bald zu bessern.

Ständige Kopfschmerzen bei chronischem Alkoholkonsum

Wer chronisch Alkohol mißbraucht, leidet häufig an ständigen Kopfschmerzen. Der Körper findet dann keine Zeit mehr zur vollständigen Entgiftung. Dagegen helfen dann keine einfachen Hausmittel mehr. Man muß konsequent den Alkoholkonsum reduzieren, ehe vielleicht irreparable Schäden (vor allem an der Leber) und Übergang in die Abhängigkeit eintreten.

Auch Kaffee und Limonaden können zu Kopfschmerzen führen

Auch koffeinhaltige Genußmittel, vor allem Kaffee und Limonaden, seltener der Schwarztee, können zu Kopfschmerzen führen. Bei empfindlichen Menschen treten sie schon nach geringen Mengen auf, meist aber erst, wenn zu viel Koffein zugeführt wird. Die Schmerzen erklären sich vorwiegend aus der aufputschenden Koffeinwirkung auf das Nervensystem und der veränderten Durchblutung des Gehirns; hinzu kommt die allgemeine Übersäuerung, die durch solche Genußmittel entsteht.

Wer längere Zeit reichlich Kaffee trinkt, darf die gewohnte Dosis nicht abrupt reduzieren. Sonst entstehen durch die plötzlich veränderten Nervenfunktionen und Störungen der Gefäßregulation ebenfalls Kopfschmerzen. Diese „Entzugserscheinungen" sind unangenehm, klingen aber nach etwa 5 Tagen ab. Vermieden werden sie, wenn man den Kaffeekonsum allmählich reduziert.

Kopfschmerzen als Entzugserscheinung

Kopfschmerzen nach dem Verzehr des Genußmittels Schokolade erklären sich meist aus allergischen Reaktionen. Darauf gehen wir später noch gesondert ein.

Schließlich ist noch das Genußgift Nikotin als Ursache von Kopfschmerzen zu nennen. Als Gefäßgift führt es zu Durchblutungsstörungen mit verminderter Sauerstoffversorgung des Gehirns, was allein schon Kopfschmerzen hervorrufen kann. Hinzu kommen aber noch die zahlreichen anderen Schadstoffe (man schätzt bis zu 2000), die mit dem Rauch aufgenommen werden. Sie erzeugen eine Vergiftung, deren Hauptsymptom die Kopfschmerzen sein können.

Nikotin als Ursache von Kopfschmerzen

Wer an Nikotin nicht gewöhnt ist, kann schon nach wenigen Zügen an einer Zigarette heftige Kopfschmerzen spüren. Gewohnheitsraucher leiden häufig an leichteren, aber chronischen Schmerzen. bei Passivrauchern, die sich in rauchgeschwängerter Luft aufhalten müssen, sind Kopfschmerzen ebenfalls keine Seltenheit.

Gewohnheitsraucher leiden häufig an chronischen Kopfschmerzen

Bei vielen chemischen Arzneimitteln gehören Kopfschmerzen zu den häufigen Nebenwirkungen. Man beobachtet sie zum Beispiel nach der Einnahme gefäßaktiver, durchblutungsfördernder Medikamente, bei Arzneimitteln mit Wirkung auf den Blutdruck, Schlaf- und Beruhigungsmitteln. Die Angaben dazu befinden sich immer auf dem Beipackzettel der Medikamente. Manchmal treten die Kopfschmerzen bereits bei der ersten Anwendung auf, was unter Umständen auf eine allergische Reaktion hinweist. Oft stellen sie sich aber erst nach längerem Gebrauch ein.

Kopfschmerzen als Nebenwirkungen von chemischen Arzneimitteln

Recht oft können sogar Schmerzmittel, die man gegen Kopfschmerz und andere Schmerzzustände einnimmt, paradoxerweise zu Kopfschmerzen führen. Besonders die stärkeren Schmerzmittel erzeugen nicht selten schon beim ersten Gebrauch Kopfschmerzen, während es durch leichte Schmerzmittel meist erst nach längerem Mißbrauch dazu kommt. In der Praxis erlebt man nicht selten, daß chronische Kopfschmerzen bald verschwinden, wenn die jahrelang dagegen eingenommenen Schmerzmittel abgesetzt werden.

Auch Kopfschmerzmittel können zu Kopfschmerzen führen

Auch an eine allergische Reaktion ist zu denken

Bei allen Kopfschmerzen, die im Zusammenhang mit der Arzneimitteleinnahme auftreten, ist auch an eine allergische Reaktion zu denken. Das kann nur durch fachliche Untersuchung genau geklärt werden.

Chronische Kopfschmerzen durch Amalgamfüllungen

Im weiteren Sinn gehören auch die Zahnfüllungen aus Amalgam zu den chemischen Heilmitteln, die chronische Kopfschmerzen hervorrufen können. Da der sehr häufig als Plombenmaterial verwendete Stoff Amalgam das Schwermetall Quecksilber enthält, kann es im Lauf der Zeit durch Absonderung kleinster Quecksilberdosen aus den Plomben zur chronischen Vergiftung kommen.

Ob diese Gefährdung bei allen Menschen besteht oder nur bei einigen unter bestimmten Umständen, läßt sich derzeit noch nicht endgültig beantworten. Jedenfalls empfiehlt es sich, bei unklaren chronischen Kopfschmerzen klären zu lassen, ob sich im Gebiß Zahnfüllungen aus Amalgam befinden. Trifft das zu, muß dann labordiagnostisch geprüft werden, ob eine chronische Quecksilbervergiftung besteht, die gezielt behandelt wird. Bei Bedarf müssen alle Amalgamplomben entfernt und durch verträglicheres Material (z. B. Gold) ersetzt werden, damit die Vergiftung ausheilt und die Kopfschmerzen verschwinden. Wenn Zähne neu plombiert werden müssen, sollte man heute dazu kein Amalgam mehr als Füllung akzeptieren.

Chronische Krankheitsherde und Störfelder

Krankheitsherde sind chronisch krankhafte Veränderungen

Als *Krankheitsherd* bezeichnet man chronische krankhafte Veränderungen, die nicht ausgeheilt werden konnten. Der Körper hält sie aber unter Kontrolle, indem er sie gegen die gesunde Umgebung abkapselt. Deshalb bleiben sie lokal umschrieben, dehnen sich also nicht in die Umgebung aus. Symptome verursachen solche Herde kaum, daher werden sie meist lange Zeit nicht beachtet.

Giftstoffe können in den Körper ausgeschieden werden

Bei jedem Herd besteht die Gefahr, daß daraus ständig unbemerkt Giftstoffe (Toxine) in den Körper ausgeschieden werden. Sie können die Funktionen des vegetativen Nervensystems und die Gefäßregulation erheblich stören, außerdem Krankheiten an anderen Organen durch Fernwirkung hervorrufen. Unklare Kopfschmerzen sind eine mögliche Folge.

Suche nach Herden bei unklaren Kopfschmerzen

Wenn sich Kopfschmerzen nicht aus anderen Ursachen erklären lassen, empfiehlt es sich meist, nach Herden zu suchen.

Sie befinden sich vorwiegend an den Wurzeln kranker oder abgestorbener Zähne, in chronisch entzündeten Mandeln und Nasennebenhöhlen. Spritzt man in einen solchen Herd das örtliche Betäubungsmittel Procain oder Lidocain (Neuraltherapie), kann es zum Sekundenphänomen kommen.

Neuraltherapie hilft

Das bedeutet, die vom Herd ausgehenden Fernsymptome verschwinden schlagartig; das gilt auch für langjährige Kopfschmerzen. Allerdings hält diese Wirkung meist nur einige Stunden an, dann kehren die Symptome zurück. Zur dauerhaften Heilung muß der Herd mehrmals neuraltherapeutisch behandelt werden.

Bei den *Störfeldern* handelt es sich meist um alte Narben, die nach Verletzungen, Knochenbrüchen, Operationen und Impfungen zurückblieben. Sie streuen zwar nicht wie die Herde Giftstoffe in den Körper aus, stören aber unter Umständen die Funktionen des Nervensystems. Daraus können sich dann unklare Kopfschmerzen erklären. Saniert man die Störfelder durch Neuraltherapie, können die Schmerzen nach der ersten oder (häufiger) nach mehreren Injektionen vollständig verschwinden.

Störfelder sind meist alte Narben

Neuraltherapie allein genügt nicht immer, um Kopfschmerzen zu heilen. Sie kann aber die Grundvoraussetzungen dafür schaffen, daß andere Heilverfahren besser wirken. Da bei vielen Menschen chronische Herde und Störfelder bestehen, ist eine Sanierung durch Neuraltherapie häufig zur Grundbehandlung angezeigt. Das kann aber nur der Therapeut beurteilen, zur Selbsthilfe eignet sich die Neuraltherapie nicht.

Eine Sanierung durch Neuraltherapie ist häufig zur Grundbehandlung angezeigt

Geopathogene Reize – Elektrosmog

Heftig umstritten sind die geopathogenen Zonen, umgangssprachlich besser bekannt als *Erdstrahlen*. Man faßt unter diesem Oberbegriff verschiedene Faktoren zusammen, die aus dem unterirdischen Bereich stammen. Da solche störenden Einflüsse auch in die Räume gelangen, können sie zu zahlreichen unklaren Symptomen führen; auch chronische Kopfschmerzen gehören dazu.

Erdstrahlen

Hauptsächlich entstehen die geopathogenen Reize durch folgende Ursachen:

- Natürliche elektromagnetische Feldlinien, die in regelmäßigen Karos von 2 x 2,5 m Größe die Erde in Nord-

Ursachen der geopathogenen Reize

Süd-Hauptrichtung durchziehen. Von diesem Gitternetz strahlen elektromagnetische Felder ab.

- Wasserläufe in unterschiedlicher Tiefe, die vor allem die natürlichen Magnetfelder und die elektrische Leitfähigkeit von Boden und Luft verstärken sowie die Infrarot-, UKW- und Gammastrahlung bündeln und konzentrierter zur Erdoberfläche zurückstrahlen.
- Geologische Brüche und Verwerfungen der Erdkruste, die hauptsächlich die Gammastrahlung erhöhen.
- „Vagabundierende" Ströme, die vornehmlich aus elektrischen Installationen in den Boden gelangen und die natürlichen elektromagnetischen Felder verändern.

Kritische geopathogene Reizzonen

Auswirkungen auf die Gesundheit sind noch unklar

Grundsätzlich sind diese Phänomene nicht von vornherein gesundheitsschädlich. Die kritischen geopathogenen Reizzonen entstehen lediglich dort, wo sich Feldlinien, Wasseradern, Brüche und Verwerfungen kreuzen. Ob und welche Auswirkungen sie auf die Gesundheit haben, läßt sich heute noch nicht wissenschaftlich exakt angeben. Das liegt vor allem auch daran, daß sich die offizielle Wissenschaft kaum mit dieser Frage befaßt, also auch keine zuverlässigen Daten für oder gegen die schädlichen Wirkungen der Erdstrahlen gewinnen kann. In den USA und der ehemaligen UdSSR beschäftigten sich zwar einige Wissenschaftler eingehender mit der Problematik, aber ihre Erkenntnisse wurden bei uns bisher kaum beachtet. Es gilt überwiegend als unseriös, solche Fragen überhaupt zu diskutieren.

Reizzonen können verschiedene Krankheiten begünstigen

Nach praktischer Erfahrung läßt sich aber zumindest nicht sicher ausschließen, daß geopathogene Reizzonen die Gesundheit gefährend können. Es gibt zum Beispiel Hinweise darauf, daß sie Krebskrankheiten, Rheumatismus, Nervosität, Schlafstörungen, Depressionen, Angstzustände, Krämpfe, Lähmungen und vor allem auch Kopfschmerzen und Migräne begünstigen. Aber das müßte eben noch eingehender und exakter erforscht werden. Wahrscheinlich sind es nicht die geopathogenen Reize allein, die solche Gesundheitsstörungen erzeugen. Vielmehr schaffen sie wohl nur die Grundvoraussetzungen dafür, daß andere, spezifischere Krankheitsfaktoren schließlich zum Ausbruch der Erkrankung führen.

Die Unklarheit, die durch die Ignoranz der offiziellen Wissenschaft verschuldet wird, öffnet der Scharlatanerie auf diesem Gebiet natürlich Tür und Tor. Wenn Sie an unklaren chroni-

Vorsicht vor unseriösen Angeboten

schen Kopfschmerzen leiden, fallen Sie nicht auf unseriöse Angebote herein, die zum Beispiel wertlose Geräte zur „Entstörung“ der geopathogenen Zonen empfehlen. Sprechen Sie mit einem seriösen Arzt für Naturheilkunde oder Heilpraktiker darüber, ob Ihre Kopfschmerzen durch solche Einflüsse entstehen könnten. Er wird Ihnen beim entsprechenden Verdacht dann einen seriösen Fachmann empfehlen können, der die Räume auf solche Reizzonen untersucht. Erst danach läßt sich entscheiden, wie Abhilfe geschaffen werden kann.

Wenig gesicherte Kenntnisse zum Elektrosmog

Auch zum Elektrosmog, den die offizielle Wissenschaft nicht von vornherein als unseriös abtut, gibt es heute noch zu wenige gesicherte Erkenntnisse. Bekannt wurde dieses Phänomen in letzter Zeit vor allem durch die Mobiltelefone (Handys), weil dazu die Frage aufgeworfen wurde, ob von ihnen keine zu starke elektromagnetische Strahlung direkt auf das Gehirn einwirkt. Aber schon lange vorher diskutierte man die Risiken, die von den immer zahlreicher im Alltag gebrauchten elektrischen Geräte ausgehen können.

Die Folgen der elektromagnetischen Wechselfelder für die Gesundheit sind umstritten

Es steht außer Frage, daß die vielen Elektroinstallationen und Elektrogeräte elektromagnetische Wechselfelder abstrahlen. Umstritten sind lediglich deren Folgen für die Gesundheit. Manche Studien konnten keine objektiven Gesundheitsschäden durch die elektromagnetischen Felder nachweisen, denen wir im allgemeinen ausgesetzt sind. Nach anderen Untersuchungen scheinen aber körperliche Reaktionen möglich, zum Beispiel chronische Kopfschmerzen, Nervosität, Schlafstörungen und Wetterfühligkeit. Hauptsächlich betreffen sie aber empfindliche Menschen, deren vegetatives Nervensystem stärker auf den Elektrostreß reagiert, und jene, die bereits durch eine Krankheit geschwächt sind. Auch hier besteht aber noch weiterer Klärungsbedarf.

Empfehlung bei unklaren Kopfschmerzen

Immerhin kann man aus den bisherigen Verdachtsmomenten schon die Empfehlung ableiten, bei unklaren chronischen oder häufigen Kopfschmerzen an einen Zusammenhang mit elektromagnetischen Einflüssen zu denken und einen baubiologischen Berater zuzuziehen. Er kann beurteilen, ob die Art der Elektroinstallationen als Ursachen in Frage kommt. Dann gibt es verschiedene Möglichkeiten, um den Elektrosmog in den Räumen zu verringern, vor allem abgeschirmte Leitungen und Netzfreischalter.

Abgeschirmte Leitungen und Netzfreischalter

Bei den abgeschirmten Elektroleitungen verhindert eine spezielle zusätzliche Isolierung weitgehend die Abstrahlung der Wechselfelder in die Räume. Durch Netzfreischalter werden alle Stromkreise, an denen gerade keine Geräte betrieben werden, automatisch vom Stromnetz getrennt; die Elektrizität steht aber sofort wieder zur Verfügung, wenn ein Gerät eingeschaltet wird.

Diese Maßnahmen sind mit einigen Kosten verbunden und garantieren nicht, daß die Kopfschmerzen und anderen Beschwerden verschwinden. Es kommt auf einen Versuch an, wenn man es nicht vorzieht, in eine nach baubiologischen Gesichtspunkten ausgestattete Wohnung umzuziehen. Bei einem Teil der Patienten, die an chronischen Kopfschmerzen leiden, kann man durch die Abschirmung der elektromagnetischen Störungen jedenfalls überraschend gute Ergebnisse erzielen.

Abnorme Wetterfühligkeit

Wetterfühligkeit ist eine häufige Ursache von Kopfschmerzen

Zu den häufigen Ursachen von Kopfschmerzen, die auch die offizielle Medizin anerkennt, gehört die Wetterfühligkeit. Sie nimmt seit einiger Zeit deutlich zu; man schätzt, daß heute 40–50 % aller Bewohner der westlichen Industrienationen unterschiedlich stark unter Witterungseinflüssen zu leiden haben. Während früher hauptsächlich alte, geschwächte und kranke Menschen davon betroffen waren, klagen heute auch immer mehr jüngere gesunde Personen darüber. Wahrscheinlich läßt sich das auf die chronische Überreizung des vegetativen Nervensystems durch Streß und Hektik des Alltags, vielleicht auch mit auf die Belastung durch Umweltgifte zurückführen. Wenn das vegetative Nervensystem von solchen Einflüssen aus dem Gleichgewicht gebracht wird, reagiert es überempfindlich auf die Wetterfaktoren. Endgültig geklärt sind die Zusammenhänge aber noch nicht.

Elektroklimatische Verhältnisse scheinen das vegetative Nervensystem erheblich zu stören

Ausgelöst werden die Symptome der Wetterfühligkeit wahrscheinlich durch Schwankungen von Luftdruck, Luftfeuchtigkeit, Temperatur und vor allem der elektroklimatischen Verhältnisse. Insbesondere die letztgenannten Einflüsse scheinen das vegetative Nervensystem erheblich zu stören. Da sich die elektromagnetischen Bedingungen oft schon einige Zeit vor einem Wetterwechsel verändern, fühlt man bei Wetter-

empfindlichkeit den Witterungsumschwung häufig bereits 1–2 Tage vorher.
Einst, als die Menschen noch als Jäger und Sammler lebten, war diese Frühwarnung durchaus sinnvoll, denn sie konnten sich dadurch rechtzeitig auf die Wetterveränderungen einstellen. Bei Tieren besteht dieser „Wettersinn" auch heute noch; zum Teil spüren sie sogar Erdbeben und Vulkanausbrüche Stunden bis Tage vorher. Für den Menschen hat diese Wetterfühligkeit aber weitgehend ihren biologischen Sinn verloren und ist verkümmert. Daher wurde die früher nützliche Fähigkeit zum störenden Symptom, unter dem viele der Betroffenen erheblich leiden.

Weitere Folgen der Wetterfühligkeit

Kopfschmerzen und seelisch-nervöse Reaktionen sind nicht die einzigen Folgen der Wetterfühligkeit. Hinzu kommen oft Schmerzen in Narben, Gelenken und Muskeln, Herzanfälle, Schlaganfälle, Thrombosen und eine allgemein ansteigende Zahl der Todesfälle; auch Selbstmorde werden bei manchen Wetterlagen häufiger verübt. Diese Risiken nimmt man in der Medizin inzwischen so ernst, daß viele chirurgische Kliniken bei bestimmten Wetterlagen oder Wetterumschwüngen alle Operationen verschieben, die nicht dringend notwendig sind, denn auch das Operationsrisiko nimmt deutlich zu. Auch daran wird erkennbar, daß Wetterempfindlichkeit keine eingebildete Krankheit, sondern ein echtes Gesundheitsproblem darstellt.

Auch das Operationsrisiko nimmt deutlich zu

Therapie der Wetterfühligkeit

Die Therapie der Wetterfühligkeit erweist sich meist als problematisch. Zwar kann man Kopfschmerzen und andere Symptome medikamentös unterdrücken und möglicherweise bestehende Krankheiten heilen, aber die Wetterempfindlichkeit verschwindet damit nicht unbedingt. Dann muß eine individuelle fachliche Behandlung eingeleitet werden, um das vegetative Nervensystem und die körpereigenen Selbstheilungsregulationen zu stärken. Unterstützt wird das durch gesunde Lebensführung mit ausreichend Bewegung und Abhärtung. Eine Besserung läßt sich dadurch allmählich erreichen, aber es gibt doch genügend Menschen, die mit einer gewissen Wetterempfindlichkeit leben müssen.

Kopfschmerzen auf Reisen

Verschiedene Ursachen

Nicht selten treten auf Reisen und/oder nach der Ankunft am Ziel vorübergehende Kopfschmerzen auf. Sie entstehen aus verschiedenen Ursachen. Eine Reise bedeutet für Körper und Seelenleben immer einen gewissen Streß, der zu Kopfschmerzen führen kann. Dauert eine Reise länger, entstehen oft Verkrampfungen und Durchblutungsstörungen, die sich ebenfalls mit Kopfschmerzen bemerkbar machen können. Die vielen neuen Eindrücke, die von den Sinnesorganen auf der Reise aufgenommen werden, und die Konzentration des Fahrers auf den Verkehr kommen gleichfalls als Ursachen in Frage.

Nach der Ankunft am Zielort wirken ungewohnte klimatische Bedingungen auf das vegetative Nervensystem, die wie bei Wetterfühligkeit die Kopfschmerzen hervorrufen können. Hinzu kommen die veränderten Lebensgewohnheiten, ungewohntes Essen und oft auch vorübergehende Darmträgheit als weitere Ursachen der Kopfschmerzen.

Besonders problematisch können Fernflugreisen werden

Besonders problematisch können Fernflugreisen werden. Das beginnt schon mit der Flugangst vieler Menschen, die vor allem dann zu Kopfschmerzen führt, wenn man an das Fliegen nicht gewöhnt ist. Außerdem verändert sich in der Höhe die Erdanziehungskraft; darauf reagiert das vegetative Nervensystem zum Teil sehr empfindlich, unter anderem mit Kopfschmerzen. Der in der Höhe veränderte Luftdruck dagegen spielt keine so große Rolle, denn die Flugzeuge verfügen über Druckausgleichskabinen, wenn sie in größerer Höhe fliegen. Am Zielort kann sich der andere Luftdruck dann aber wie bei Wetterfühligkeit auswirken.

Jetlag

Schließlich darf man bei Fernflugreisen (etwa nach USA oder Asien) die erhebliche Zeitverschiebung nicht vergessen, die den noch auf die Heimatzeit eingestellten Biorhythmus einige Tage lang stören kann. Zu den als Jetlag bezeichneten Symptomen gehören außer Kopfschmerzen vor allem noch chronische Müdigkeit und Schlafstörungen.

Der Reisekopfschmerz tritt vorwiegend bei jenen Menschen deutlicher auf, die bereits durch Nervosität, Streß oder Krankheiten vorgeschädigtsind. Deshalb können sie sich den besonderen Verhältnissen auf Reisen nicht gut genug anpassen. Unter anderem kann häufig zu hoher oder niedriger Blutdruck bestehen.

Wenn solche Reisebeschwerden aus unbekannten Gründen erstmals auftreten, sollten sie nach der Rückkehr von der Reise Anlaß zu einer Untersuchung sein, damit krankhafte Ursachen erkannt und gezielt behandelt werden können.

Erkrankungen der Kopforgane

Es liegt naturgemäß nahe, bei Kopfschmerzen zunächst an eine Krankheit der Kopforgane zu denken, vor allem des Gehirns; aber sie spielen nicht die Rolle, die oft vermutet wird. Trotzdem kann es bei unklaren Kopfschmerzen angezeigt sein, das Gehirn und den gesamten Kopf gründlich zu untersuchen, um mögliche Erkrankungen frühzeitig zu erkennen.

Krankheiten des Gehirns

Das Gehirn selbst ist völlig schmerzunempfindlich. Man kann sogar Operationen am Gehirn durchführen, ohne das Organ selbst zu betäuben; nur die umgebenden Gewebe (Schädel, Hirnhäute) müssen dazu anästhesiert werden. Bei Kopfschmerzen spürt man also nie das Gehirn, sondern immer die umgebenden Hirnhäute und/oder die Hirnblutgefäße.

Mitbeteiligung der Hirnhäute und Hirngefäße

Wenn bei Erkrankungen des Gehirns dennoch Kopfschmerzen auftreten, dann erklärt sich das stets aus der Mitbeteiligung der Hirnhäute und -gefäße. Deshalb erzeugen zum Beispiel Hirngeschwülste oft lange Zeit keine Kopfschmerzen als Warnzeichen.

Nicht gleich an einen Hirntumor denken

Umgekehrt muß man aber auch bei starken chronischen Kopfschmerzen nicht gleich an einen Hirntumor denken, der nur selten für solche Schmerzzustände verantwortlich ist.

Andere Gehirnerkrankungen

Andere Erkrankungen des Gehirns dagegen können häufiger als Geschwülste zu Kopfschmerzen führen. Zu denken ist vor allem an Entzündungen des Gehirns und der Hirnhäute, Arterienverkalkung der Hirngefäße mit Durchblutungsstörungen oder Hirnverletzungen, z. B. Gehirnerschütterung. In solchen Fällen bestehen neben Kopfschmerzen aber noch andere, spezifische Symptome. Sie können nur vom Therapeuten richtig beurteilt werden, deshalb muß hier nicht weiter auf die Gehirnkrankheiten eingegangen werden.

Augen-, Nasen- und Ohrenleiden

Schnupfen

Wesentlich häufiger als Hirnkrankheiten führen Erkrankungen im Bereich der Sinnesorgane des Kopfs zu Schmerzen. An 1. Stelle steht der Schnupfen, der meist nach einer Infektion mit Erkältungs- oder Grippeviren auftritt. Mehr oder minder starker Kopfschmerz gehört in solchen Fällen zu den typischen Allgemeinsymptomen. Sobald die Infektion ausgeheilt ist, verschwinden sie wieder.

Entzündung der Nasennebenhöhlen

Aus einem verschleppten Schnupfen kann sich eine Entzündung und Vereiterung der Nasennebenhöhlen entwickeln. Dabei treten zum Teil heftige Kopfschmerzen auf, oft begleitet von Druck oder Klopfen über der Nasenwurzel bei Stirnhöhlenentzündung oder Klopfen unter den Wangenknochen bei Kieferhöhlenentzündung. Die Symptome verstärken sich meist beim Bücken. Wenn die Nebenhöhlenentzündung nicht richtig behandelt wird, geht sie ins chronische Stadium mit dauerndem unangenehmem Kopfdruck über. Die Erkrankung erfordert unbedingt fachliche Therapie, denn die Eiterung kann manchmal in die Augenhöhlen oder ins Gehirn durchbrechen.

Erkrankungen der oberen Atemwege

Auch bei Erkrankungen der oberen Atemwege, die der Nase folgen, treten häufig Kopfschmerzen auf. Entzündungen an Rachen, Kehlkopf und Mandeln entwickeln sich meist bei akuter Erkältungs- oder Grippeinfektion. Sie können chronisch werden und dann zu dauernden Kopfschmerzen führen.

Kopfschmerzen bei Rauchern

Raucher leiden oft chronisch an Reizungen der oberen Atemwege. Die begleitenden Kopfschmerzen erklären sich teils aus der Entzündung der Atmungsorgane; hinzu kommen die Allgemeinwirkungen des Nikotins und der im Rauch enthaltenen Schadstoffe, die als Gifte ebenfalls chronische Kopfschmerzen verursachen. Heilung ist nur möglich, wenn das Rauchen aufgegeben wird.

Entzündungen an den Zahnwurzeln

Entzündungen und Eiterungen an den Zahnwurzeln erzeugen oft ähnliche Beschwerden wie eine Kieferhöhlenentzündung, also auch Kopfschmerzen. Manchmal brechen sie in die Kieferhöhlen der Nase durch. Wenn Zahnwurzelvereiterungen chronisch bestehen, werden sie zu den weiter vorne schon beschriebenen Krankheitsherden, die durch Störung des vegetativen Nervensystems und Streuung von Giftstoffen chronische Kopfschmerzen verursachen.

Bei Kopfschmerzen, die von Knirschen und Knacken vor dem unteren Ohransatz beim Kauen und Sprechen begleitet werden, besteht der Verdacht auf abnorme Abnutzung (Arthrose) der Kiefergelenke. Das kommt wahrscheinlich häufiger vor, als diagnostiziert wird, weil man in der Praxis zu selten an diese Ursache denkt.

Verdacht auf Abnutzung der Kiefergelenke

Erkrankungen der Ohren gehen ebenfalls oft mit Kopfschmerz einher. Dann kommen aber noch typische Symptome hinzu, die eindeutig auf ein Ohrenleiden hinweisen. Dazu gehören vor allem Ohrenschmerzen, Hörstörungen, Schwellungen am Ohr, teilweise auch Störungen des Gleichgewichts. Meist besteht eine Entzündung des äußeren Gehörgangs oder Mittelohrs, seltener ist das Innenohr betroffen.

Erkrankungen der Ohren

Schließlich führen auch die verschiedenen Krankheiten der Augen häufig zu Kopfschmerzen. Oft liegt eine Überforderung der Augen zugrunde, die meist durch langes Arbeiten und Lesen oder ungenügende Beleuchtung hervorgerufen wird. Außer Kopfschmerzen bestehen dann noch brennende Augenschmerzen und Druckgefühl in den Augenhöhlen. Nach ausreichender Erholung der Augen verschwinden diese Beschwerden wieder.

Augenkrankheiten

Abnorm rasche Ermüdung der Augen mit Augen- und Kopfschmerzen, Sehstörungen, Doppeltsehen und Verschwimmen der Buchstaben vor den Augen kann als Zeichen einer Augenschwäche bei Kurz- und Weitsichtigkeit oder Altersveränderungen an der Linse auftreten. Zu denken ist ferner an Reizungen der Augen durch zu grelles Licht, UV-Strahlung, Rauch, Dämpfe und Gase, z. B. bei Rauchern oder in Räumen, in die aus der Einrichtung chemische Stoffe ausgasen. Beim Erwachen sind die Kopfschmerzen dann meist noch nicht vorhanden, sondern stellen sich erst im Tagesverlauf durch die Beanspruchung ein.

Ermüdung der Augen

Bei Kurz- und Weitsichtigkeit kann die individuell richtige Brille Kopfschmerzen und andere Symptome oft sofort beseitigen, bei anderen Ursachen ist eine fachliche Untersuchung und gezielte Behandlung notwendig.

Heftige Kopfschmerzanfälle mit Flimmern vor den Augen können sich aus Verkrampfungen der Augengefäße erklären. Man bezeichnet diesen Zustand auch als *Augenmigräne*. Wenn die starken Schmerzanfälle hauptsächlich den Stirnbereich betreffen, von starken Schmerzen und Rötung der Augen und Sehstörungen begleitet werden, besteht der Verdacht auf einen akuten Glaukomanfall (grüner Star), bei dem sich der

Augenmigräne

Augeninnendruck erhöht. Das kann in kurzer Zeit zur Erblindung führen, wenn nicht sofort fachlich behandelt wird.

Grüner Star

Häufiger verläuft der grüne Star aber nicht so dramatisch, sondern chronisch langsam fortschreitend. Gelegentliche Stirnkopfschmerzen, nachlassende Sehkraft, Nebelsehen und Wahrnehmung regenbogenfarbener Ringe um Lichtquellen sind typische Warnzeichen, die oft lange nicht beachtet werden. Deshalb vergeht unnötig viel Zeit bis zur gezielten Behandlung, die Sehleistung verschlechtert sich zunehmend und läßt sich durch die Therapie nicht mehr verbessern.

Schielen als Ursache von Kopfschmerzen

Zuletzt sei noch das Schielen als mögliche Ursache häufiger Augen- und Kopfschmerzen genannt; insbesondere dann, wenn die Fehlstellung der Augen durch dauernde Anstrengung der Augenmuskeln weitgehend ausgeglichen wird (latentes Schielen), führt die ständige Muskelanspannung meist zu Kopfschmerzen.

> Alle Kopfschmerzen, bei denen Hinweise auf eine Beteiligung der Augen bestehen, sollten frühzeitig fachärztlich untersucht werden. Nur dann läßt sich eine nicht mehr rückgängig zu machende stärkere Einschränkung des Sehvermögens oder gar Erblindung verhüten.

Herz-, Gefäß- und Blutkrankheiten

Kopfschmerzen stehen häufig mit der Durchblutung der Blutgefäße in Zusammenhang

Kopfschmerzen stehen häufig mit der Durchblutung und Regulation der Blutgefäße in Zusammenhang. Deshalb werden verschiedene Erkrankungen des Herz-Gefäß-Systems oft von Kopfschmerzen begleitet. Im Frühstadium können die Schmerzen das einzige Warnzeichen sein, das die Betroffenen wahrnehmen, aber eben meist nicht richtig beurteilen können. Wenn erst eindeutige Symptome am Herz-Gefäß-System hinzukommen, ist die Erkrankung schon weiter fortgeschritten. Besonders häufig leiden übrigens Raucher an Kopfschmerzen durch Herz-Gefäß-Erkrankungen, weil Nikotin und andere Schadstoffe im Rauch als starke Gefäßgifte wirken.

Kopfschmerzen durch Herz-Gefäß-Erkrankungen bei Rauchern

Erkrankungen an Herz und Gefäßen

Arterienverkalkung

Die häufigste Erkrankung des Herz-Gefäß-Systems, die Kopfschmerzen verursacht, ist die Arterienverkalkung. Diese langsam fortschreitende Verengung und Verhärtung der Arterien besteht heute in den westlichen Industrienationen bei nahezu allen Menschen über 65 Jahren. Immer häufiger beobachtet man die Arteriosklerose aber auch bei jüngeren Menschen als Zivilisationskrankheit, die in enger Beziehung mit Fehlern der Ernährungs- und Lebensweise steht.

Kopfschmerzen durch verengte Hirnarterien

Hauptsächlich treten die Kopfschmerzen dann auf, wenn die Hirnarterien verengt und verhärtet sind. Die daraus resultierende Mangeldurchblutung des Gehirns führt dann noch zu anderen Symptomen, vor allem Konzentrations- und Gedächtnisschwäche, in fortgeschrittenen Fällen auch zu Veränderungen der Persönlichkeit, Depressionen und Verwirrtheitszuständen. Kopfschmerzen sind aber auch dann möglich, wenn die Arteriosklerose andere Gefäßbezirke betrifft, weil dadurch die Durchblutungsverhältnisse insgesamt erheblich beeinträchtigt werden können.

Bei Rauchern kann es zur Entzündung der Schläfenarterie kommen

Fast nur bei Rauchern kann es zur Entzündung der Schläfenarterie kommen, die unter Umständen akut lebensgefährlich wird. Die damit verbundenen Kopfschmerzen werden oft als „vernichtend“ beschrieben; sie sind immer so heftig, daß wohl alle Patienten rasch den Therapeuten aufsuchen.

Koronare Herzkrankheit

Wenn die Arterienverkalkung die Herzkranzgefäße betrifft, die den Herzmuskel mit Blut versorgen, spricht man von der *koronaren Herzkrankheit*. Bei ihr stehen zwar die Schmerzen am Herzen im Vordergrund der Symptomatik, aber auch Kopfschmerzen treten häufig auf. Der Herzmuskel wird durch die Minderdurchblutung geschwächt, der Körper nicht mehr optimal durchblutet; das betrifft oft auch die Hirndurchblutung.

Altersbedingter Verschleiß des Herzmuskels

Unabhängig von der Verkalkung der Herzkranzarterien kann sich akute oder chronische Herzschwäche beim altersbedingten „Verschleiß“ des Herzmuskels oder bei akuten Herzerkrankungen (z. B. Entzündungen) entwickeln. Als Folge kommt es ebenfalls zur allgemeinen Mangeldurchblutung, die zu Kopfschmerzen führt, wenn das Gehirn davon betroffen ist.

Störungen den Blutdrucks

Bluthochdruck und niedriger Blutdruck

Sehr häufig treten Kopfschmerzen bei Abweichungen des Blutdrucks von der Norm auf. Das gilt sowohl für den Bluthochdruck, bei dem häufig Arterienverkalkung und/oder eine Gefäßverkrampfung besteht, als auch für den zu niedrigen Blutdruck, der bei Erschlaffung der Gefäße entstehen kann. Da solche Regulationsstörungen der Gefäße auch im Gehirn auftreten, rufen sie häufig Kopfschmerzen hervor.

Störungen des Blutdrucks lassen sich nur durch Messung der Werte sicher nachweisen, die subjektiven Symptome sind nicht eindeutig genug. Viele Menschen, die wegen chronischer Kopfschmerzen in die Praxis kommen, wissen daher überhaupt nicht, daß bei ihnen zu hoher oder niedriger Blutdruck als Ursache besteht.

Selbstkontrolle des Blutdrucks

Grundsätzlich empfiehlt es sich deshalb bei häufigen oder chronischen Kopfschmerzen, ein einfaches elektronisches Gerät zur Selbstkontrolle des Blutdrucks anzuschaffen. Damit kann recht zuverlässig geprüft werden, ob die Kopfschmerzen mit Blutdruckveränderungen in Zusammenhang stehen, und man kann den Therapeuten bereits bei der ersten Untersuchung darauf hinweisen. Die in der Praxis gemessenen Werte weichen nämlich häufig von denen ab, die normalerweise bestehen. Die Selbstkontrolle führt also zu zuverlässigeren Ergebnissen. Sie muß aber einige Tage lang zu verschiedenen Zeiten durchgeführt werden, damit man ein zutreffendes Bild vom Blutdruck und seinen Schwankungen erhält, die dann in Beziehung zu den Kopfschmerzen gesetzt werden können.

Bei niedrigem Blutdruck treten Kopf-schmerzen häufiger auf

Neuere Forschungsergebnisse beweisen übrigens, daß Kopfschmerzen bei niedrigem Blutdruck häufiger als bei hohem auftreten. Eine zuverlässige Erklärung dafür gibt es noch nicht.

Blutarmut mit Sauerstoffmangel

Betrifft vor allem Frauen

Die Blutarmut (Anämie), weltweit häufigste Mangelkrankheit, betrifft vor allem Frauen im gebärfähigen Alter, die mit der Monatsblutung regelmäßig Blut und Eisen verlieren. Mangel an Eisen droht aber auch während der Schwangerschaft und Stillzeit, bei Sportlern und älteren Menschen, wenn der erhöhte Bedarf nicht gedeckt wird oder im Alter Störungen der Verwertung des Eisens aus der Nahrung bestehen.

Andere Ursachen der Anämie

Neben dem häufigen Eisenmangel gibt es noch andere Ursachen der Anämie, vor allem größere Blutverluste nach Verletzungen, Störungen der Blutbildung, verschiedene Krankheiten (z. B. der Leber) und Vergiftungen. Die Diagnose der Ursachen muß fachlich erfolgen, damit eine gezielte Behandlung eingeleitet werden kann.

Ungenügende Sauerstoffversorgung der Zellen

Da Eisen als Bestandteil des roten Blutfarbstoffs Hämoglobin unentbehrlich zum Sauerstofftransport durch den Körper ist, bewirkt Blutarmut gleich welcher Ursache immer eine ungenügende Sauerstoffversorgung der Zellen und Gewebe. Das erzeugt verschiedene unklare Symptome, vor allem allgemeine Abgespanntheit und Leistungsschwäche, Kopfschmerzen, Schwindel, Schmerzen hinter dem Brustbein und in der Herzgegend, auffällige Blässe und kalte Glieder. Bei solchen Warnzeichen soll bald labordiagnostisch geklärt werden, ob Blutarmut besteht.

Verdauungs-, Stoffwechsel- und Nierenleiden

Unklare Kopfschmerzen als 1. Warnzeichen

Bei Erkrankungen der Verdauungs- und Stoffwechselfunktionen treten unklare Kopfschmerzen oft als erstes Warnzeichen auf. Auch Nierenleiden werden überwiegend von Kopfschmerzen begleitet. Die genaue Diagnose solcher Krankheiten muß immer dem Therapeuten vorbehalten bleiben.

Krankheiten der Verdauungsorgane

Besonders häufig bei Darmträgheit

Kopfschmerzen bei Störungen der Verdauungsfunktionen kommen besonders häufig bei der verbreiteten Darmträgheit vor. Wenn der Stuhl nicht ausreichend ausgeschieden wird, treten die darin enthaltenen Schlacken und Giftstoffe teilweise durch die Darmwand wieder in den Körper über und erzeugen eine allgemeine Selbstvergiftung, die Kopfschmerzen hervorruft.

Darmträgheit erklärt sich häufig aus ballaststoffarmer Zivilisationskost; es kann aber auch eine Erkrankung des Darms oder Afters bestehen. Deshalb soll bei häufiger oder chronischer Darmträgheit, die durch Umstellung der Ernährung nicht bald beseitigt wird, eine Untersuchung erfolgen. Nach deren Ergebnis richtet sich die Therapie. Abführmittel sind allenfalls vorübergehend einmal bei akuter Verstopfung angezeigt, längere Zeit dürfen sie nie gebraucht werden.

Magen- und Darmentzündungen, Leber- und Gallenleiden

Auch einige andere Erkrankungen der Verdauungsorgane werden oft von Kopfschmerzen begleitet; zu denken ist insbesondere an Entzündungen und Geschwüre des Magens und Darms, Leber- und Gallenblasenleiden. In solchen Fällen bestehen außer Kopfschmerzen noch spezifische Symptome an den Verdauungsorganen, z. B. Schmerzen und Koliken, Blähungen, Aufstoßen, Übelkeit, Völlegefühl, Appetitmangel und Unverträglichkeit bestimmter Speisen.
Teils deuten solche Beschwerden auch auf eine allergische Reaktion der Verdauungsorgane hin. Das muß genau geklärt werden, damit man die unverträglichen Speisen meiden kann.

Erkrankungen der Nieren

Selbstvergiftung des Körpers

Die Nieren spielen eine entscheidende Rolle bei der Ausscheidung von Schlacken und Giftstoffen. Wenn ihre Funktionen durch eine Erkrankung eingeschränkt werden, droht unter Umständen die Selbstvergiftung des Körpers, die von teilweise heftigen Kopfschmerzen begleitet wird. Hinzu kommt, daß bei Nierenschäden häufig der Blutdruck steigt, was ebenfalls zu Kopfschmerzen beiträgt.

Nierenbeckenentzündung

Als häufigste Nierenleiden kennen wir Entzündungen des Nierenbeckens und unterschiedlich schwere, teils chronische Entzündungen des Nierengewebes. Symptomatisch sind oft Schmerzen in der Nierengegend, vermehrte oder verminderte Harnausscheidung, Schmerzen beim Wasserlassen, trüber oder blutiger Urin. Solche Beschwerden erfordern sofortige Untersuchung, damit die Nieren nicht durch eine chronisch fortschreitende Entzündung derart geschwächt werden, daß es zur akut lebensgefährlichen Harnvergiftung kommt.

Störungen des Stoffwechsels

Wenn die komplexen biochemischen Stoffwechselprozesse nicht mehr korrekt ablaufen, besteht häufig die Gefahr einer unterschiedlich schweren Selbstvergiftung des gesamten Körpers. Infolge der Stoffwechselstörung entstehen nämlich abnorme Endprodukte, die im Organismus nicht ausreichend entgiftet werden können.

Unklare Kopfschmerzen bei Stoffwechselkrankheiten

Im Anfangsstadium solcher Stoffwechselkrankheiten treten häufig nur Kopfschmerzen als unklare Warnzeichen auf. Später kommen dann verschiedene andere Symptome hinzu, z. B. Störungen des Bewußtseins bis hin zur Bewußtlosigkeit im tiefen Koma. Da solche Beschwerden nur durch fachliche Untersuchung genau zu klären sind, müssen sie hier nicht weiter erklärt werden.

Zuckerkrankheit

Die häufigste Stoffwechselkrankheit, bei der oft Kopfschmerzen auftreten, ist die Zuckerkrankheit. Dabei wird die Regulation des Zuckerstoffwechsels empfindlich gestört. In schweren Fällen entwickelt sich das akute Zuckerkoma, das innerhalb einiger Tage tödlich enden kann. Kopfschmerzen können ein Frühwarnzeichen des bevorstehenden diabetischen Komas sein. Deshalb müssen Zuckerkranke sofort den Therapeuten aufsuchen, wenn sie plötzlich aus unerklärlichen Gründen an Kopfschmerzen mit beginnender Störung des Bewußtseins leiden.

Frühwarnzeichen des diabetischen Komas

Rheumatische Krankheiten

Es gibt über 100 verschiedene Erkrankungen des rheumatischen Formenkreises, die zum Teil von Kopfschmerzen begleitet werden können. Besonders oft kommt es dazu bei Schäden an der Halswirbelsäule, die in den Kopf ausstrahlen.

Schäden an der Halswirbelsäule

Die Halswirbelsäule ist ein Schwachpunkt im Skelettsystem

Die Halswirbelsäule, die aus 7 Wirbeln besteht, gilt als besonderer Schwachpunkt im Skelettsystem. Ihre Wirbel sind im Vergleich zu denen der anderen Abschnitte der Wirbelsäule recht schwach und tragen den relativ schweren, nach allen Seiten beweglichen Kopf. Deshalb wird die Halswirbelsäule stark belastet, vor allem bei Fehlhaltungen des Kopfs, die zum Beispiel bei bestimmten Arbeiten oft unwillkürlich eingenommen werden.

Vorzeitige Abnutzungserscheinungen an den Halswirbeln, vorwiegend an den kleinen Wirbelgelenken und den zwischen den Wirbeln als elastische Puffer eingeschobenen Bandscheiben, kommen heute häufig vor. Schuld daran ist auch der aufrechte Gang des Menschen, der die Halswirbel besonders stark belastet. Man beobachtet Schäden inzwischen bereits im 2./3. Lebensjahrzehnt, insbesondere an den ersten 3 Halswirbeln. Dabei kommt es meist zur Verengung der Zwischenwirbellöcher, aus denen die Nerven paarweise austreten; ihre Wurzeln werden chronisch gereizt.

Kopfschmerzen als Folge des Halswirbelsyndroms

Als häufige Folge des Halswirbel-(Zervikal-)syndroms entstehen Kopfschmerzen, die vom Nacken oder Hinterkopf ausgehen und sich wie eine Haube über den Kopf zu legen scheinen. Zum Teil stehen sie mit bestimmten Bewegungen und Haltungen des Kopfs in Zusammenhang, können aber auch ohne eine solche Ursache einsetzen. Sie kehren häufig wieder oder bestehen dauernd. Typisch ist oft noch, daß sie durch Wettereinflüsse deutlich verstärkt werden.

Begleitsymptome

Als Begleitsymptome der Kopfschmerzen bestehen meist Schulter-Nacken-Schmerzen und -Verspannungen, Durchblutungsstörungen in Armen und Händen mit Kälte und Blässe, Taubheitsgefühl in Armen und Händen. In schweren Fällen kommt es durch den Druck auf die Nervenwurzeln sogar zu Lähmungen an Armen und Händen. Dann muß meist chirurgisch behandelt werden, ehe die Lähmung nicht mehr rückgängig zu machen ist.

Bei bestimmten Berufen besonders häufig

Die Schäden an der Halswirbelsäule entstehen bei bestimmten Berufen besonders häufig, weil diese zu dauernder Fehl- und Zwangshaltung führen. Früher waren hauptsächlich Schreibkräfte davon betroffen, man bezeichnete das Krankheitsbild deshalb auch als „Sekretärinnenkrankheit". Da inzwischen immer mehr Menschen am Computer arbeiten, der zu ähnlichen Haltungen wie bei Schreibarbeiten zwingt, kommt das Zervikalsyndrom bei immer mehr Berufsgruppen vor.

Kopfschmerzen nach Auffahrunfällen

Eine andere Form der Kopfschmerzen, die von der Halswirbelsäule ausgehen, tritt nach Auffahrunfällen ein, wenn die Nackenstütze nicht richtig eingestellt ist. Dann wird der Kopf zurückgeschleudert, und es kommt zum Schleudertrauma mit unterschiedlich schweren Schäden an der Halswirbelsäule. Sogar starkes Abbremsen kann bereits ein leichteres Schleudertrauma verursachen. Die Symptomatik ähnelt dem oben beschriebenen Zervikalsyndrom.

Knötchen- und Schwielenkopfschmerz

Die Ursachen sind noch nicht geklärt

Die Ursachen dieser Kopfschmerzen sind noch nicht restlos geklärt. Ihre Bezeichnung erklärt sich daraus, daß in bestimmten Muskeln von außen deutlich prall-elastische, derbe Knötchen und Schwielen getastet werden können, gelegentlich auch noch Schwellungen des Gewebes. Deshalb vermutet man, daß es sich um eine rheumatische Krankheit der Weichteile handelt, aber sicher nachgewiesen ist das bisher nicht.
Die Knötchen und Schwielen bestehen hauptsächlich in den Muskeln, die für Haltung und Bewegung des Kopfs zuständig sind, z. B. im Kopfwendermuskel. Der Kopfschmerz strahlt von der Stirn oder vom Nacken in den ganzen Kopf aus. Er kann chronisch bestehen, wird zum Teil aber auch immer wieder akut vor allem durch Witterungseinflüsse oder Erkältungskrankheiten ausgelöst.
Bei manchen der Betroffenen treten zwischendurch auch noch Migräneanfälle auf. Die Ursachen dafür lassen sich noch nicht genau angeben.

Andere rheumatische Ursachen

Auffassung der Naturmedizin

Die Naturmedizin versteht die verschiedenen Rheumaformen nicht nur als örtliche Erkrankungen der Gelenke und Weichteile; vielmehr geht sie davon aus, daß als Grundursache häufig (immer?) eine chronische Verschlackung und Übersäuerung des Körpers besteht. Diese beiden Zustände stellten wir eingangs bereits als eine häufige Ursache der Kopfschmerzen vor. Wenn also bei rheumatischen Beschwerden eine Schlakken- und Säurebelastung des Körpers besteht, können als begleitende Symptome oft Kopfschmerzen auftreten.

Unklare Kopfschmerzen als Warnzeichen

Man kann sogar feststellen, daß in vielen Fällen als Vorwarnzeichen einer drohenden rheumatischen Krankheit durch Schlacken- und Säureeinlagerung unklare Kopfschmerzen entstehen. Wenn man sie nicht auf die leichte Schulter nimmt, sondern durch baldige Untersuchung klären läßt, ob der Organismus übersäuert und verschlackt ist, besteht oft die Möglichkeit, die rheumatische Erkrankung zu verhindern oder zu verzögern. Die Schulmedizin mißt dem leider zu wenig Bedeutung bei und versäumt somit eine Chance im Kampf gegen den Rheumatismus.

Es führte zu weit, hier die einzelnen rheumatischen Krankheiten genauer darzustellen; zu den häufigsten gehören akute und chronische Gelenkentzündungen, bei denen Kopfschmerzen als Allgemeinsymptome oft bestehen. Beim Muskelrheuma kommt es auch noch darauf an, welche Muskelgruppen betroffen sind. Vor allem die rheumatischen Erkrankungen der Nacken-, Schulter- und Rückenmuskulatur werden häufig von Kopfschmerzen begleitet.

Gelenkentzündungen

Muskelrheuma

Kopfscbmerz bei Allergien

Reaktion des Immunsystems auf Reize

Als Allergie bezeichnet man die abnorme Reaktion des körpereigenen Immunsystems auf Reize, die Nicht-Allergiker ohne Symptome vertragen. Im Grund handelt es sich dabei um eine natürliche Abwehrreaktion, die zum Beispiel auch nach einer Infektion mit Bakterien oder Viren abläuft. Die allergische Reaktion unterscheidet sich davon durch folgende Besonderheiten:

Besonderheiten der allergischen Reaktion

- Sie ist nicht zweckmäßig und notwendig, weil der auslösende Reiz keine Gefahr für die Gesundheit darstellt und/oder durch die Abwehrreaktion nicht wirksam bekämpft werden kann. Typisches Beispiel dafür sind allergische Reaktionen auf Blütenpollen, die keinerlei Immunreaktionen erfordern, weil der Körper durch sie nicht krank wird.
- Die unzweckmäßigen, überflüssigen Abwehrreaktionen nach dem Kontakt mit Allergenen erzeugen selbst Gesundheitsstörungen, sind also im Gegensatz zu den auslösenden Stoffen ein Risiko. Es handelt sich dabei ja um eine abnorme, überschießende Reaktion, die zu unterschiedlichen Beschwerden (wie Heuschnupfen, Ekzeme) führt. Dabei löst meist nicht die Immunreaktion selbst die Symptome aus; vielmehr werden bei der allergischen Reaktion körpereigene Stoffe (Mediatoren) freigesetzt, die erst zu den Beschwerden führen. Der wichtigste dieser Mediatoren ist das Gewebshormon Histamin.

Zunahme der allergischen Reaktionen

Allergische Reaktionen nehmen seit einiger Zeit deutlich zu. Man schätzt, daß bereits 30 % der Bewohner in den westlichen Industrienationen an einer Allergie leiden. Voraussichtlich wird dieser Anteil in den nächsten Jahren noch weiter zunehmen. Man könnte fast schon vorausberechnen, wann wir alle zu Allergikern geworden sind.

Unbekannte Ursachen

Die Ursachen dieser Entwicklung sind noch nicht zuverlässig bekannt. Lange galt es als wahrscheinlich, daß die wachsende Umweltbelastung, vielleicht ergänzt durch die negativen seelisch-nervösen Belastungen des modernen Lebens, das Immunsystem chronisch überreizt, so daß es zu überschießenden Fehlreaktionen kommt.

Inzwischen scheint es aber, als könnte man dadurch die Allergien zumindest nicht alle erklären. In der ehemaligen DDR zum Beispiel lag die Umweltbelastung deutlich höher als in der Bundesrepublik, aber allergische Krankheiten kamen dort wesentlich seltener vor. Manche Fachleute erklären das heute daraus, daß unser Immunsystem wegen der verbesserten hygienischen Lebensverhältnisse zu wenig beansprucht wird; es „langweilt" sich gewissermaßen und reagiert deshalb überschießend auf die Allergene. Das ist zwar noch nicht sicher nachgewiesen, könnte aber bei einem Teil der allergischen Krankheiten eine Rolle spielen.

Heuschnupfen

Zu den häufigsten Erkrankungen des allergischen Formenkreises gehören Heuschnupfen, Bronchialasthma, Hautausschläge und Ekzeme. Vor allem beim Heuschnupfen gehören Kopfschmerzen mit zum Krankheitsbild.

Es gibt aber auch allergische Reaktionen, bei denen der Kopfschmerz als einziges oder wichtigstes Symptom besteht. Dann wird oft lange nicht erkannt, daß es sich dabei um eine allergische Krankheit handelt.

Verdacht auf allergisch bedingten Kopfschmerz

Der Verdacht auf allergisch bedingte Kopfschmerzen besteht vor allem dann, wenn sie regelmäßig zu bestimmten Zeiten, in bestimmten Räumen oder nach dem Genuß bestimmter Nahrungsmittel auftreten. Solche Zusammenhänge kann der Therapeut aber nicht feststellen, dazu müssen Sie sich selbst beobachten.

Häufige Allergene

Besonders häufig entstehen allergisch bedingte Kopfschmerzen durch folgende Allergene:

- Verschiedene Arzneimittel, u. a. Penizilline und andere Antibiotika; solche Medikamente müssen aber nicht unbedingt eingenommen werden, nicht selten befinden sich Rückstände davon auch in tierischen Nahrungsmitteln.
- Umweltschadstoffe, die eingeatmet oder mit Wasser und Nahrung als Rückstände aufgenommen werden, chemische

Dünge- und Spritzmittelrückstände sowie chemische Lebensmittelzusätze.
- Nahrungs- und Genußmittel, vor allem Alkohol, Kaffee, Schokolade, viele Gewürze (besonders die scharfen exotischen), Eier, Käse, Fisch, Meeresfrüchte und Erdbeeren.

Aber auch viele andere Allergene können Kopfschmerzen provozieren. Es gibt fast nichts, worauf ein Mensch bei entsprechender Überempfindlichkeit nicht mit Allergie reagieren könnte.

Hormonelle Ursachen bei Frauen

Hirnanhangdrüse

Die übergeordneten Zentren des vegetativen Nervensystems arbeiten eng mit der Hirnanhangdrüse zusammen, die alle anderen Hormondrüsen steuert. Wegen dieser ständigen Wechselbeziehung können hormonelle Veränderungen über das Nervensystem auch Kopfschmerzen erzeugen. Hinzu kommt, daß manche Hormone (wie die Sexualhormone der Frau) die Durchblutung beeinflussen, also auch auf diesem Weg zu Kopfschmerzen führen können. Schließlich darf man nicht vergessen, daß Hormone mit für das Seelenleben zuständig sind; deshalb kann es bei hormonellen Störungen zum psychogenen Kopfschmerz kommen.

Manche Hormone beeinflussen die Durchblutung

Hauptsächlich Frauen leiden an hormonell bedingten Kopfschmerzen

Nach praktischer Erfahrung leiden hauptsächlich Frauen an hormonell bedingten Kopfschmerzen. Bei Männern lassen sich hormonelle Ursachen auch nicht ausschließen, die Zusammenhänge sind aber nicht so offensichtlich und werden deshalb oft nicht erkannt.

Menstruation und Wechseljahre

Kopfschmerzen in Zusammenhang mit der Monatsblutung

Bei vielen Frauen im gebärfähigen Alter treten in Zusammenhang mit der Monatsblutung regelmäßig Kopfschmerzen auf. Manche leiden in den Tagen vor der Menstruation am prämenstruellen Syndrom, zu dem auch unterschiedlich starke Kopfschmerzen gehören; mit dem Beginn der Blutung verschwinden sie sehr schnell. Andere Frauen klagen nur während der Monatsblutung über Kopfschmerzen, einige sowohl

vor als auch während der Blutung. Manchmal bestehen zunächst kolikartige Schmerzen im Leib, die schlagartig aufhören und durch Kopfschmerzen ersetzt werden.
Wenn Kopfschmerzen, Beschwerden im Leib und andere Menstruationssymptome nur mäßig auftreten, kommt ihnen meist keine krankhafte Bedeutung zu. Bestehen aber stärkere Menstruationsbeschwerden, kann eine Erkrankung vorliegen. Das muß bald durch fachärztliche Untersuchung geklärt und gezielt behandelt werden.

Die Kopfschmerzen verschwinden meist mit den Wechseljahren, können aber auch erstmals auftreten

Mit den Wechseljahren verschwinden bei vielen Frauen die Kopfschmerzen, an denen sie früher häufig litten. Nicht selten treten in dieser Zeit aber erstmals häufiger Kopfschmerzen auf, oder die frühere Neigung dazu verschlimmert sich deutlich. Oft beobachtet man die Kopfschmerzen dann in der Zeit, während der vorher die Monatsblutung eintrat. Zum Teil steigern sich solche Kopfschmerzen unerträglich.

Seelisch bedingte Kopfschmerzen

Bei den Kopfschmerzen während der Wechseljahre spielen natürlich meist die tiefgreifenden hormonellen Umstellungen eine wichtige Rolle. Hinzu kommen aber nicht selten die psychischen Reaktionen auf das Klimakterium. Besonders Frauen, die sich mit den Wechseljahren nicht abfinden können, sich nicht mehr als vollwertige Frau empfinden, werden häufig an seelisch bedingtem Kopfschmerz leiden.

Kopfschmerzen in der Schwangerschaft

Deutliche Besserung der Kopfschmerzen

Auch die Schwangerschaft führt zu tiefgreifenden hormonellen Veränderungen. Bei Frauen, die vorher oft an Kopfschmerzen litten, beobachtet man vor allem in der 2. Schwangerschaftshälfte eine deutliche Besserung; teils verschwinden die Kopfschmerzen sogar völlig. Wenn sich der Hormonhaushalt nach der Geburt wieder normalisiert hat, kehrt die Neigung zu Kopfschmerzen allerdings oft zurück.

Kopfschmerzen als Warnzeichen der Schwangerschaftsvergiftung

Falls während der Schwangerschaft stärkere Kopfschmerzen auftreten, kann das ein Warnzeichen der Schwangerschaftsvergiftung sein. Dabei wird der Körper der Mutter durch die Abbauprodukte des kindlichen Stoffwechsels überfordert, in schweren Fällen versagen sogar ihre Nieren. Die Kopfschmerzen werden bei einer Schwangerschaftsvergiftung von Erbrechen, Leber-Galle-Beschwerden, Hautveränderungen, Blutarmut und seelisch-nervösen Symptomen begleitet.

Beim geringsten Verdacht muß fachärztlich untersucht werden, damit die Vergiftung nicht das Leben von Mutter und Kind gefährdet.

Auch an seelische Ursachen denken

Bei unklaren Kopfschmerzen während der Schwangerschaft ist unter Umständen auch an seelische Ursachen zu denken, die zur inneren Spannung mit Verkrampfung der Hirnblutgefäße führen. Dazu kommt es zum Beispiel bei einer unerwünschten Schwangerschaft und ähnlichen psychischen Belastungen.

Schmerzmittel während der Schwangerschaft sind problematisch

Die Einnahme von Schmerzmitteln während der Schwangerschaft ist immer problematisch, auch wenn sie nicht gleich zu Mißbildungen des Kindes führen müssen. Das Ungeborene wird durch die chemischen Arzneimittel zwangsläufig mit belastet. Deshalb sollten möglichst nichtmedikamentöse Naturheilverfahren verwendet werden, um die Kopfschmerzen ohne Risiken zu lindern.

Sonderfomen der Kopfschmerzen

Zum Abschluß sollen noch einige Sonderformen der Kopfschmerzen vorgestellt werden, die häufiger vorkommen. Ihre Behandlung erweist sich oft als besonders schwierig, der Krankheitsverlauf kann sehr quälend sein.

Ménière-Krankheit

Typische Begleitsymptome

Dabei handelt es sich um einen Symptomenkomplex, der außer Kopfschmerzen noch Drehschwindel, einseitige Hörstörungen und Ohrgeräusche umfaßt. Wegen dieser typischen 3 Begleitsymptome spricht man auch von der *Ménière-Trias.* Häufig besteht die Erkrankung gleichzeitig mit Migräne oder entwickelt sich daraus.

Kein einheitlicher Verlauf

Die Ménière-Krankheit verläuft nicht einheitlich. Bei manchen Patienten bestehen Kopfschmerzen oder Migräne mit Hörstörungen schon jahrelang, ehe der erste Schwindelanfall auftritt. Andere leiden gleichzeitig an Kopfschmerzen, Schwindel und Hörstörungen. Meist nimmt das Hörvermögen mit jedem

Schwindelanfall weiter ab, bis das betroffene Ohr ertaubt ist. Die Schwindelanfälle, bei denen sich die Umgebung zu drehen scheint, beginnen meist mit verstärkten Ohrgeräuschen. Dann folgt plötzlich der Schwindel, der von Übelkeit und Erbrechen begleitet wird. Nach Stunden bis Tagen endet der Schwindelanfall ebenso spontan, wie er einsetzte. Hörstörungen und Ohrgeräusche bleiben auch in der anfallsfreien Zeit bestehen.

Schwindelanfälle

Die Ursachen der Krankheit sind noch nicht endgültig geklärt. Man geht heute davon aus, daß Krämpfe der Blutgefäße des Innenohrs die Symptome erzeugen. Sie stören die Durchblutung des Ohrs und die Funktionsfähigkeit des Gleichgewichtssinns im Innenohr. Ob das allerdings die einzige Ursache ist, kann noch nicht zuverlässig beurteilt werden.

Ungeklärte Ursachen

Die Erkrankung muß frühzeitig fachlich behandelt werden, damit die Hörstörungen nicht zu weit fortschreiten. Sie lassen sich nämlich nur aufhalten, aber nicht mehr rückgängig machen. Manchmal kann nur chirurgisch behandelt werden.

Frühzeitige fachliche Behandlung ist nötig

Cluster-Kopfschmerz

Diese Sonderform der Kopfschmerzen betrifft Männer wesentlich häufiger als Frauen; deshalb wird sie auch als „Migräne des Mannes" bezeichnet. Das trifft aber nicht ganz zu, denn es handelt sich dabei nicht um Migräne. Da das körpereigene Gewebshormon Histamin (s. Allergien) als einer der Auslöser der Schmerzen in Frage kommt, hat sich auch die Bezeichnung „Histamin-Kopfschmerzen" eingebürgert. Das stimmt so pauschal ebenfalls nicht; neben dem stark gefäßerweiternden Histamin können wahrscheinlich auch alle anderen Substanzen mit Wirkung auf die Gefäße, z. B. Alkohol, die Schmerzanfälle auslösen.

Migräne des Mannes

Histamin-Kopfschmerz

Ferner scheint oft ein Zusamenhang zwischen Nahrungsmitteln und akuten Anfällen zu bestehen. Zu den häufigsten möglichen Auslösern gehören Erdbeeren, Heidelbeeren, Bananen, Trauben, Tomaten, Sauerkraut, Käse, Schalentiere, Schokolade und die verschiedenen Farb- und Konservierungsstoffe in den Lebensmitteln.

Zusammenhang zwischen Nahrungsmitteln und akuten Anfällen

Bei Bedarf wird der Therapeut eine Suchkost verordnen, bei der die verdächtigen Lebensmittel verzehrt und die Reaktio-

Suchkost

nen darauf beobachtet werden. Die dadurch ermittelten Nahrungsmittel müssen dann zukünftig gemieden werden, wenn es nicht gelingt, die Überreaktion darauf zu heilen.

Das englische Wort *cluster* bedeutet Büschel oder Haufen. Damit wird zum Ausdruck gebracht, daß die Schmerzanfälle „haufenweise" auftreten. Der einzelne Anfall kann 1/2 –1 Stunde dauern, sich innerhalb von 24 Stunden aber bis zu 10mal wiederholen. Phasen der wochenlangen Beschwerdefreiheit wechseln ab mit Zeiten, in denen jeden Tag mehrere Anfälle auftreten. Der Krankheitsverlauf ist unberechenbar.

Unberechenbarer Krankheitsverlauf

Verlauf des typischen Anfalls

Der typische Anfall beginnt ohne Vorwarnung plötzlich mit sehr heftigen, meist einseitigen Schmerzen. Sie scheinen von der Umgebung des Auges auszugehen oder hinter der Augenhöhle zu sitzen und werden als reißend oder bohrend empfunden. Vom Auge strahlen sie weit über Schläfe und Stirn aus. Das Auge beginnt zu tränen, die Pupille verengt sich, und die Lidspalte wird kleiner. Außerdem schwillt die Nasenschleimhaut auf der betroffenen Seite an und sondert Sekret ab. Meist tritt in der betroffenen Gesichtshälfte ein intensives Wärmegefühl mit Schweißausbruch auf. Die Patienten verhalten sich während des Anfalls sehr unruhig und aufgeregt.

Wird wie Migräne behandelt

Obwohl es sich beim Cluster-Kopfschmerz um keine echte Migräne handelt, wird er grundsätzlich wie Migräne behandelt. Das bleibt stets dem Therapeuten vorbehalten.

Fazialis- und Trigeminusneuralgie

Nervenschmerzen im Gesicht gehören im engeren Sinn zwar nicht zu den Kopfschmerzen, verursachen aber ähnliche Beschwerden. Vor allem 2 Nerven im Kopfbereich sind davon betroffen, der Fazialis- und der Trigeminusnerv.

Fazialisnerv

Der *Fazialis-(Gesichts-)nerv* gehört zu den 12 Hirnnerven und entspringt direkt dem Hirnstamm. Vor dem unteren Ohransatz kommt er an die Oberfläche und teilt sich in 3 Äste für den Stirn-, Augen-, Wangen- und Mundbereich auf. Hauptsächlich sorgt der Nerv für die Bewegungen der mimischen Muskulatur des Gesichts; außerdem beeinflußt er die Absonderung von Tränen und Nasensekret und enthält Fasern für die Geschmacksempfindungen der Zunge.

Auftreten der Fazialisschmerzen

Fazialisschmerzen treten häufig bei Durchblutungsstörungen des Gehirns, Augen-, Ohrenkrankheiten und Rheumatismus auf. Sie betreffen das oben genannte Versorgungsgebiet des Nerven. Außerdem können in dieser Gesichtspartie Lähmungen mit herabhängendem Unterlid und Mundwinkel, Lidschluß und Stirnrunzeln auftreten. Teils bestehen auch Geschmacksstörungen und veränderte Tränen- und Nasensekretion.

Trigeminusnerv

Der *Trigeminus-(Drillings-)nerv* gehört ebenfalls zu den Hirnnerven. Noch im Schädel verzweigt er sich in den Augen-, Oberkiefer- und Unterkieferast, die durch 3 Öffnungen im Schädel austreten. Das Versorgungsgebiet des Nerven wird durch eine gedachte Linie begrenzt, die vom Kinn über das Ohr bis hinauf zum Scheitel verläuft.

Als sensibler Nerv ist der Trigeminus für Berührungs-, Temperatur- und Schmerzempfindungen im Versorgungsgebiet zuständig. Sein Unterkieferast enthält auch motorische Nerven, mit denen die Kaumuskeln und die Muskulatur des Mundhöhlenbodens versorgt werden.

Ursachen der Trigeminusneuralgie lassen sich nicht genau ermitteln

Die Ursachen der Trigeminusneuralgie lassen sich nicht immer genau ermitteln. In Frage kommen vor allem arteriosklerotische Gefäß- und Durchblutungsstörungen, Infektionen, Stoffwechselstörungen, manchmal auch Tumoren. Wenn keine Ursachen nachzuweisen sind, besteht wahrscheinlich eine abnorme Erregbarkeit des Trigeminusnerven selbst.

Verlauf

Die heftigen, meist einseitigen Schmerzen schießen in der Regel blitzartig ein, bleiben einige Sekunden sehr stark und klingen dann in wenigen Minuten ab. Sie können sich bis zu 100mal am Tag wiederholen. Meist betreffen sie nur einen Trigeminusast, bevorzugt den des Oberkiefers. Begleitet werden die Schmerzen häufig von Hitzegefühl, Hautrötung, Schweißausbruch und Tränenfluß in der betroffenen Gesichtshälfte.

Vielfach lassen sich keine äußeren Auslöser der Schmerzattacken feststellen. Aber auch Sprechen, Kauen, Lachen, Waschen, Zähneputzen und Rasieren, ja sogar eine sanfte Berührung oder ein leichter Windhauch können zu heftigen Schmerzanfällen führen. Die quälenden Schmerzen zermürben derart, daß die Patienten an Selbstmord denken.

Außer Fazialis und Trigeminus können auch andere Hirnnerven zu Schmerzen im Kopf führen. Nicht selten beobachtet man zum Beispiel Neuralgien des kleinen und großen Hinterhauptsnerven, bei denen die Schmerzen beidseitig vom

Auch andere Hirnnerven können zu Kopfschmerzen führen

Nacken bis in die Scheitelgegend ausstrahlen. Auch der Zungen-Schlund-Nerv kann Kopfschmerzen erzeugen, die mit Schmerzen am Zungengrund, im Rachen und in der Ohrengegend einhergehen.

Die Schmerzen der anderen Hirnnerven treten ebenfalls fast immer anfallsweise bohrend, brennend, klopfend, reißend und ziehend auf. Die Ursachen lassen sich oft nicht genau klären, zu denken ist an Infektionen, Stoffwechselstörungen (wie Zuckerkrankheit), Alkohol-, Nikotinvergiftung, Krankheitsherde an Zähnen, Mandeln und Nebenhöhlen oder Bandscheibenschäden.

Ursachen

Migräne – der unerträgliche Schmerz

Die Krankheitsbezeichnung Migräne stammt von dem französischen Wort *migraine* (= Kopfschmerz) ab. Sie steht in Beziehung mit dem griechischen Wort *hemicrania*, das man als Halbseitenkopfschmerz übersetzen kann.

Seit der Antike bekannt

Die Krankheit ist schon seit der Antike bekannt. Eine erste ausführliche Darstellung der Migräne geht auf den berühmten griechischen Arzt Hippokrates (460–370 v. Chr.) zurück, dessen Erkenntnisse zum Teil noch heute prinzipiell gültig sind. Die moderne Migräneforschung begann mit dem italienischen Arzt Tissot, der dazu 1770 eine umfangreiche wissenschaftliche Arbeit vorlegte. Darin spricht er bereits davon, daß Migräne eine Erbkrankheit sein könnte, was nach heutigem Wissensstand zutreffen kann. Genau sind die Ursachen der Migräne jedoch noch nicht geklärt.

Die Ursachen sind noch nicht genau geklärt

Stärkste Schmerzen

Migräne gehört zu den stärksten Schmerzzuständen, die einem Menschen widerfahren können. Sie können die Betroffenen in die Verzweiflung und Hoffnungslosigkeit stürzen, das ganze Leben zerstören, vielleicht gar in den Freitod treiben. Allerdings wurden die therapeutischen Möglichkeiten inzwischen wesentlich verbessert. Aber noch immer beschränkt sich die offizielle Medizin meist auf die Linderung der Symptomatik, die bei den heftigen Schmerzen natürlich ungemein wichtig ist, die Migräne aber nicht heilen kann. Bei Ergänzung dieser Therapie durch Naturheilverfahren verbessern sich die Chancen auf Heilung oder zumindest anhaltende Linderung der Krankheit deutlich.

Die Schulmedizin lindert meist nur die Symptome

Verbreitung der Migräne

Frauen sind am häufigsten betroffen

Die Migräne gehört zu den häufigeren Erkrankungen. In den westlichen Industrienationen leiden bis zu 20 % der Bevölkerung daran. Am häufigsten sind Frauen betroffen, aber auch etwa 15 % aller Männer und 7–8 % der Kinder und Jugendlichen leiden daran. Somit stellt die Migräne ein ernsthaftes Problem für die Allgemeingesundheit dar, das bisher noch nicht intensiv genug erforscht wird.

Altersanteil

Den ersten Migräneanfall erleben fast 25 % der Betroffenen bereits im Kindes- oder Jugendalter. Bei den restlichen 75 % beginnt die Migräne meist zwischen dem 20. und 30. Lebensjahr. Jenseits des 45. Lebensjahrs besteht kaum noch die Gefahr, daß man neu an Migräne erkrankt.

Es scheint, daß Migräne seit einiger Zeit vermehrt vorkommt, endgültig bewiesen ist das aber noch nicht. Vermutlich ließe sich eine Zunahme aus den veränderten psychosozialen Lebensbedingungen erklären; außerdem könnten die verbreiteten Fehler der üblichen Zivilisationskost und vielleicht auch die zunehmende Belastung durch Umweltschadstoffe dabei eine Rolle spielen.

Wer an Migräne leidet, muß nicht unbedingt häufig akute Anfälle erleiden. Sie können auch nur selten oder als Migräne-Äquivalente auftreten. Besonders stark belastet sind aber jene Menschen, bei denen seit der Kindheit häufig heftige Schmerzanfälle entstehen, die das Leben bald zur Hölle machen können. Dadurch kann das gesamte Leben und die Persönlichkeit nachhaltig verändert werden. Außerdem erzeugen die üblichen chemischen Medikamente gegen Migräne, die über längere Zeit oder dauernd verabreicht werden, vielfach erhebliche Nebenwirkungen.

Nebenwirkungen der chemischen Medikamente

Mit zunehmendem Alter werden die Migräneanfälle meist seltener und schwächer, zum Teil verschwindet die Krankheit ganz. Bei Frauen tritt diese Wende im Krankheitsverlauf oft bereits in den Wechseljahren ein, was auf hormonelle Faktoren hinweist. Aber man muß selbstverständlich nicht warten, bis die Migräne von selbst nachläßt. Die Naturmedizin bietet gute Chancen auf anhaltende Besserung oder Heilung, wenn der Patient aktiv bei der Therapie mitwirkt, und bei schwererem Verlauf kann auch für einige Zeit die Schulmedizin helfen.

Unterschiede zwischen Migräne und Kopfschmerz

Die sichere Unterscheidung zwischen Migräne und Kopfschmerzen fällt auch dem erfahrenen Therapeuten nicht immer leicht. Auch der „normale" Kopfschmerz kann anfallsweise sehr heftig auftreten und einem Migräneanfall ähneln. Wenn die Diagnose anfangs unklar bleibt, empfiehlt es sich deshalb, auch Außenseiterverfahren der Naturmedizin zuzuziehen.

Akupunktur als Diagnosemethode

Besonders gut eignet sich zum Beispiel die Akupunktur, die spezielle Migränepunkte kennt (sie werden später bei der Therapie vorgestellt). Wenn eine echte Migräne besteht, sind diese Punkte in der Regel druckempfindlicher, und man kann darüber auch einen veränderten elektrischen Hautwiderstand messen. Ein erfahrener Akupunktur-Therapeut wird auf diese Weise recht zuverlässig zwischen Kopfschmerzen und Migräne unterscheiden und die spezielle Therapie frühzeitig einleiten können.

In vielen Fällen ergibt sich die Diagnose der Migräne aber bereits aus dem typischen Verlauf, der sie deutlich von den Kopfschmerzen unterscheidet. Folgende Merkmale sind dabei besonders wichtig:

Vorstadium der Migräne

- Vorstadium der Migräne, das bis zu 30 Minuten dauert, geht einher mit Schwindel, Seh-, Sprach- und Gefühlsstörungen; in typischen Fällen flimmert es vor den Augen, und daraus entwickelt sich bald ein inselförmiger Ausfall im Gesichtsfeld, der von Zickzacklinien, Blitzen oder Flammen begrenzt wird.

Stadium 1

- Stadium 1 dauert eine bis mehrere Stunden und führt zu heftigen, meist einseitigen Kopfschmerzen, Brechreiz und Erbrechen, zum Teil auch Bauchschmerzen und Koliken.

Stadium 2

- Stadium 2 dauert einige Stunden bis mehrere Tage (sofern nicht behandelt wird) und wird gekennzeichnet durch dumpfe, fast unerträgliche Kopfschmerzen, Übelkeit, Gereiztheit, Bewußtseinsstörungen und abnorme Überempfindlichkeit gegen Sinnesreize (wie Licht, Geräusche); oft kommen noch Mißempfindungen im ganzen Körper, Atemnot, Herzbeschwerden, Durchblutungsstörungen im Gesicht und an den Gliedern mit Blässe und Kältegefühl sowie Schluckstörungen hinzu.

Je mehr die Kopfschmerzanfälle diesem typischen Krankheitsverlauf ähneln, desto sicherer kann man von Migräne ausgehen. Aber es gibt eben auch unklare Verlaufsformen, die von der obigen Beschreibung abweichen und die Diagnose erschweren. Dann kann es angezeigt sein, zunächst „auf Verdacht“ gegen Migräne zu behandeln; wirkt diese Therapie, besteht mit hoher Wahrscheinlichkeit eine echte Migräne.

Unklare Verlaufsformen

Unklare Ursachen der Migräne

Obwohl die Migräne schon seit Jahrtausenden bekannt ist, kennt man bis heute ihre Ursachen nicht genau. Wahrscheinlich gibt es überhaupt keine einzelne Ursache, sondern es müssen mehrere körperliche und meist wohl auch psychische Krankheitsfaktoren zusammentreffen, ehe die Migräne akut auftritt. Die wichtigsten Theorien dazu wollen wir nun erklären.

Veranlagung als Grundursache

Die moderne Genforschung fand in den letzten Jahren eine Reihe von Krankheiten, bei denen Gendefekte als Grundursache zu bestehen scheinen, die man vorher nicht kannte. Das Migräne-Gen wurde bisher nicht gefunden, aber das kann sich vielleicht morgen schon ändern. Die Erforschung der menschlichen Gene steht nämlich noch am Anfang, so daß ständig neue Erkenntnisse zu erwarten sind.

Die Theorie, daß die Migräne mit Erbanlagen in Beziehung steht ist nicht neu. Schon der italienische Arzt Tissot, der 1770 die moderne Migräneforschung begründete, sprach den Verdacht aus, daß die Krankheit auf erbliche Veranlagung zurückzuführen ist. Das wird durch wissenschaftliche Untersuchungen bestätigt:

Erbliche Veranlagung

- Bei rund 70 % aller Migränekranken leidet mindestens ein Elternteil ebenfalls an Migräne.
- Bei jedem 10. Patienten ist auch mindestens ein Großelternteil von Migräne betroffen.
- Etwa 12 % der Geschwister von Migränekranken leiden

ebenfalls unter häufigen Kopfschmerzen oder an sicher diagnostizierter Migräne.

Allerdings muß nun nicht jeder, in dessen Familie schon Migräne vorkam, allein wegen der möglichen Veranlagung ebenfalls daran erkranken. Vererbt wird sehr wahrscheinlich nicht die Krankheit selbst, sondern lediglich die Veranlagung dazu. Ob und wann sie im Lauf des Lebens zur akuten Migräne führt, hängt von den später noch beschriebenen psychosomatischen und körperlichen Faktoren ab. Unter Umständen bleibt die Veranlagung aber ein Leben lang „stumm".

Nicht jeder, in dessen Familie Migräne vorkam, muß daran erkranken

Ohnehin muß die familiäre Häufung der Migräne nicht immer auf Veranlagung beruhen. Man kann sie im Einzelfall auch lerntheoretisch erklären. Das bedeutet, daß ein Kind am Vorbild seiner Eltern oder anderer wichtiger Bezugspersonen regelrecht lernt, in bestimmten Situationen mit Migräneanfällen zu reagieren. Das wird dann unbewußt auch im Erwachsenenalter beibehalten und wieder auf die eigenen Nachkommen übertragen. Allerdings wird es in der Praxis schwerlich gelingen, in solchen Fällen sicher zwischen Veranlagung und erlerntem Verhalten zu unterscheiden. Jedenfalls gibt es heute noch keinen völlig sicheren Beweis dafür, daß die Migräneanlage vererbt werden kann, das erscheint lediglich wahrscheinlich. Aus der familiären Häufung allein darf man das nicht pauschal ableiten.

Lerntheoretische Erklärung

Psychosomatische Ursachen der Migräne

Körper und Seelenleben stehen in ständiger enger Wechselbeziehung. Deshalb können viele, vielleicht alle Erkrankungen mit psychischen Einflüssen in Zusammenhang stehen. Bei Migräne kann man sich vorstellen, daß seelische Belastungen und Fehlentwicklungen dann zur akuten Krankheit führen können (nicht zwangsläufig müssen), wenn die Veranlagung dazu besteht und/oder noch andere körperliche Ursachen vorhanden sind.

Viele Erkrankungen stehen mit psychischen Einflüssen in Zusammenhang

Es gibt verschiedene psychosomatische Erklärungen zur Migräne. Am häufigsten und wahrscheinlichsten wird sie mit bestimmten Eigenarten der Persönlichkeit, Streß, sexuellen Problemen, Depressionen und Angstzuständen in Beziehung gesetzt. Allerdings gibt es dagegen auch manche widersprüchlichen Erkenntnisse, so daß man letztlich noch nicht sicher genug beurteilen kann, welche psychischen Faktoren bei Migräne eine Rolle spielen können.

1/3 der Migränekranken sind psychiatrisch unauffällig

Nach der Statistik gelten rund 1/3 der Migränekranken als psychiatrisch unauffällig, bei ihnen scheint das Seelenleben also keine nennenswerte Rolle zu spielen. Bei der Mehrheit lassen sich aber mehr oder minder stark ausgeprägte psychische Einflüsse nachweisen.

Eigenarten der Persönlichkeit

Bestimmte Eigenschaften der Persönlichkeit kommen bei der Mehrzahl der Migränekranken so häufig vor, daß sich zumindest der Verdacht auf einen Zusammenhang mit ihrer Krankheit ergibt. Das beginnt bereits im Kindesalter: Viele Kinder, die aus „Migräne-Familien" stammen, wirken auffallend wohlerzogen, fleißig und allgemein beliebt. Gemeinhin gilt das zwar als positiv, aber wenn solche Eigenschaften deutlicher ausgeprägt bestehen, können sie Frühwarnzeichen einer Migräne sein.

Mögliche Frühwarnzeichen

Ob solche kindlichen Eigenarten auf Veranlagung beruhen oder schon früh anerzogen wurden, kann meist nicht sicher beurteilt werden. Vermutlich spielt die Erziehung zu Fleiß und Gewissenhaftigkeit dabei immer eine Rolle. Insbesondere die Eltern, die selbst an Migräne leiden, besitzen häufig ähnliche Eigenschaften, die sie dann bei der Erziehung ihrer Kinder betonen.

Erwachsene Migränekranke sind meist sehr fleißg, ehrgeizig und ordnungsliebend

Erwachsene Migränekranke sind überdurchschnittlich oft sehr fleißig, ehrgeizig und ordnungsliebend bis zur Pedanterie. Sie lassen sich selbst und anderen keinen Fehler durchgehen, sondern streben nach Perfektionismus, wollen stets gut „funktionieren", sich anpassen und nicht auffallen. Auf die Mitwelt wirken sie meist höflich, ordentlich und korrekt. Sie sind nicht unbeliebt, aber man wird auch nicht richtig „warm" mit ihnen, denn Herzlichkeit und menschliche Wärme können sie nur schwer zeigen.

Ausgeprägte Unsicherheit mit schwachem Selbstwertgefühl

Im Grunde kommt in diesem Verhalten eine ausgeprägte Unsicherheit mit schwachem Selbstwertgefühl zum Ausdruck. Die Betroffenen sind übermäßig von der Zuneigung und Anerkennung der Mitwelt abhängig, die sie sich durch die oben genannten Eigenschaften gleichsam erkaufen wollen.

Auffallend rastlos und überaktiv

Viele Migränekranke wirken auch auffallend rastlos und überaktiv. Das läßt sich mit aus dem übertriebenen Ehrgeiz und Leistungszwang erklären. Die Anforderungen, die sie an sich selbst stellen, sind so hoch, daß sie immer wieder einmal daran scheitern müssen. Die Angst vor diesem vermeintlichen „Versagen" läßt den typischen Migränekranken nicht zur Ruhe kommen, er muß immer neue, noch höhere Ziele anstreben. Bei erzwungener Ruhe, z. B. am Wochenende, im Urlaub oder bei Krankheit, tritt häufig ein akuter Migräneanfall auf. Das kommt so oft vor, daß man dafür den Begriff *Sonntags-/Urlaubsmigräne* prägte.

Sonntagsmigräne

Die vorstehende Beschreibung einiger Persönlichkeitsmerkmale bei Migräne könnte mißverstanden werden und zu Vorurteilen gegen die Patienten führen. Deshalb sind die folgenden Klarstellungen notwendig:

Klarstellungen

- Migräne ist keine „Geisteskrankheit", die Eigenarten der Persönlichkeit liegen im Rahmen dessen, was wir als Norm bezeichnen, sind nur stärker ausgeprägt als beim Durchschnitt der Gesamtbevölkerung.
- Die beschriebenen Eigenschaften dürfen nicht jedem Migränekranken als „Etikett" angeheftet werden; er kann sie mehr oder minder deutlich aufweisen, aber auch eine ganz andere Persönlichkeitsstruktur besitzen. Die Beschreibung erfaßt lediglich Merkmale, die bei einem Teil der Patienten häufiger beobachtet werden, aber nicht zwangsläufig zur Migräne gehören. Das kann immer nur im Einzelfall zuverlässig beurteilt werden.
- Migräne ist keine „eingebildete" seelische Krankheit, ihr liegen objektive körperliche Funktionsstörungen zugrunde; die Patienten bilden sich ihre Schmerzen nicht nur ein, sie leiden tatsächlich darunter.

Bedenken Sie das bitte immer, wenn Sie mit einem Migränekranken zu tun haben. Wenn er auf Vorurteile seiner Mitwelt stößt, fühlt er sich mißverstanden; dann wird er vielleicht versuchen, noch perfekter zu werden, und dadurch seine Krankheit verschlimmern. Akzeptieren Sie den Migränepatienten einfach als Menschen, der an Schmerzen leidet, ohne ihn be- und verurteilen zu wollen.

Einen Menschen, der an Schmerzen leidet, akzeptieren

Zu hoher Dauerstreß

Hoher Leistungsdruck bereits in der Kindheit

Der typische Migränekranke wird bereits in der Kindheit unter hohen Leistungsdruck gesetzt. Das verinnerlicht er und stellt sich später selbst unter Perfektionszwang. Da er dem aber nie ganz gerecht zu werden vermag, steht er unter hohem Dauerstreß. Dabei bedeutet nicht nur der Perfektions- und Leistungszwang Streß, sondern auch die Angst, den Anforderungen nicht gerecht werden zu können.

Auswirkungen von Streß

Streß erzeugt eine Reihe körperlicher und seelisch-geistiger Veränderungen. Unter anderem kann dadurch der Blutdruck und die Herzfrequenz steigen, die Nebennieren schütten vermehrt das „Notstandshormon" Adrenalin aus, und das vegetative Nervensystem schaltet auf höchste Alarmbereitschaft um. Die hohe innere Anspannung stört auch die Gefäßregulation, die Gefäße verkrampfen sich.

Gereiztheit und Aggressivität

Gleichzeitig führt der Streß zu Gereiztheit und Aggressivität. Der Migränekranke kann das aber nicht offen abreagieren, er müßte sonst ja befürchten, die Anerkennung und Zuneigung der Mitwelt zu verlieren. Die angestaute Aggressivität und Gereiztheit stellen zusätzlichen Streß dar und verschlimmern die Gefäßverkrampfung.

Vorübergehende Entlastung

Schließlich wird der Streß so unerträglich, daß eine vorübergehende Entlastung unumgänglich notwendig wird. Sie kann beim Migränekranken in einem akuten Schmerzanfall bestehen. Das mag paradox klingen, läßt sich aber aus der Sicht der Patienten durchaus nachvollziehen: Wer unter so heftigen Schmerzen leidet, kann keine Höchstleistungen mehr erbringen, sondern hat sogar einen Anspruch auf Rücksicht und Zuwendung der Mitwelt. Gleichzeitig kann der Migräneanfall der Selbstbestrafung für die Aggressivität und das vermeintliche „Versagen" dienen.

Bei dieser Erklärung handelt es sich vorläufig noch um eine Theorie, die nicht sicher nachgewiesen wurde. Aber sie klingt in sich schlüssig und spielt wahrscheinlich eine gewichtige Rolle bei vielen Migräneanfällen (auch hier muß man sich aber wieder vor einer Verallgemeinerung hüten). Nicht zuletzt spricht dafür auch, daß sich viele Migränekranke nach einem Anfall einige Zeit sehr wohl fühlen. Vermutlich läßt sich diese Reaktion mit daraus erklären, daß die innere Anspannung nach der Schmerzattacke abgebaut wird. Allerdings kehrt sie bald zurück, denn der Migräneanfall beseitigt ja nicht plötzlich die psychosomatischen Ursachen. Aber aus dieser praktischen Erfahrung ergeben sich Ansätze zur Therapie, auf die wir später ausführlich zu sprechen kommen.

Sexuelle Probleme

Orgasmus im Kopf

Es gibt einige seriöse Migräneforscher, die den akuten Anfall als einen „Orgasmus im Kopf" bezeichnen, weil dabei ähnliche Gefäßreaktionen wie beim sexuellen Höhepunkt ablaufen. Das mag vielleicht etwas weit hergeholt erscheinen und wird so nicht von allen Fachleuten akzeptiert, aber nach heutigem Wissensstand scheint es doch, daß bei vielen Migränekranken sexuelle Probleme vorliegen. Besonders Frauen sind davon betroffen und werden deshalb häufig als frigid und sexuell passiv bezeichnet.

Frauen sind besonders betroffen

Diese Verallgemeinerung ist aber keinesfall zutreffend. Tatsächlich scheinen Migränepatientinnen eher stärker sexuell erregbar. Infolge dieser Übererregbarkeit können sie sich aber nicht den natürlichen sexuellen Reaktionen des Körpers hingeben und gelangen deshalb schwerer zum Orgasmus. Unterstützt wird diese Theorie von der Beobachtung, daß Frauen, die an Migräne leiden, auch überdurchschnittlich oft beim sexuellen Verkehr zum Scheidenkrampf neigen. Diese schmerzhafte Verkrampfung kann, wenn sie sich häufiger wiederholt, natürlich dazu führen, daß man die Lust auf Sex verliert.

Aus dieser Sicht könnte man Migräne teilweise daraus erklären, daß die Patienten die Sexualität gleichsam „in den Kopf verlagern". Der akute Anfall wird dann zum Scheinorgasmus. Daraus könnte sich ergeben, weshalb sich nach der Schmerzattacke für einige Zeit ein allgemeines Wohlgefühl einstellt, das dem nach einem Orgasmus ähnelt.

Der akute Anfall wird zum Scheinorgasmus

Weshalb die Sexualität vorwiegend im Kopf erlebt wird, läßt sich immer nur individuell abklären. Häufig steht dahinter wohl eine seelisch bedingte Abwehr der Sexualität, die zum Beispiel durch falsche Erziehung eingeprägt wurde. Zu denken ist aber auch daran, daß im Migräneanfall eine Ablehnung des Partners zum Ausdruck kommen kann.

Es wäre wieder falsch, nun bei jedem Migränekranken sexuelle Probleme zu vermuten. Längst nicht jeder leidet darunter – und wenn, dann muß das nicht unbedingt eine Ursache seiner

Migräne sein, sondern kann sich auch erst im Lauf der Zeit als Folge der Krankheit einstellen. Deshalb auch hier wieder die Warnung vor voreiligen Verallgemeinerungen. Ob ein Zusammenhang mit der Sexualität überhaupt besteht, kann immer nur im Einzelfall beurteilt werden.

Keine Verallgemeinerung

Angstzustände und Depressionen

Depressive Verstimmungen kommen bei vielen Migränekranken gelegentlich für kurze Zeit, aber auch häufiger oder chronisch vor. Im allgemeinen handelt es sich um eine leichte bis mittlere Depression; es treten aber auch schwere depressive Zustände auf, die jegliche Aktivität der Betroffenen lähmen. Nicht selten wechseln sich Depressionen und Migräneanfälle ab. Das vorübergehende Wohlgefühl nach einem akuten Anfall könnte man vielleicht sogar als eine Art Flucht aus der Depression verstehen, aber dieser Zusammenhang ist noch nicht genau geklärt.

Nicht selten wechseln Migräne und Depressionen

In der Praxis fällt es freilich schwer, zwischen Depressionen als möglicher Ursache oder verständlicher Folge der Migräne zu unterscheiden. Wenn ein Mensch über längere Zeit immer wieder von heftigen Schmerzanfällen heimgesucht wird, verwundert es natürlich nicht, daß er zu Depressionen neigt. Das kann allenfalls ein erfahrener Therapeut genauer klären.

Auch an Angstzuständen leiden Migränekranke überdurchschnittlich oft. Es kann sich um unklare allgemeine Angst handeln, sie kann sich aber auch auf bestimmte Situationen, Orte und Personen beziehen. Die anfallsweisen Angstzustände können mit Migräneattacken abwechseln.

Der genaue Zusammenhang zwischen Angst und Migräne ist noch unklar. Da die Angst immer mit Anspannung verbunden ist, die auch die Gefäßregulation beeinträchtigt, ließe sich daraus vielleicht eine Beziehung herstellen.

Unklarer Zusammenhang zwischen Angst und Migräne

Körperliche Faktoren bei Migräne

Die bisher ausführlich beschriebenen psychischen Einflüsse, die bei Migräne eine Rolle spielen können, dürfen nicht dazu führen, sie als rein seelisch verursachtes Krankheitsgeschehen zu verstehen. Mindestens ebenso wichtig sind die körperlichen Faktoren, vor allem die Störungen der Gefäßregulation. Man darf nur nicht den Fehler begehen, diese körperlichen Ursachen isoliert von den psychischen zu betrachten, sie stehen miteinander in Beziehung.

Körperliche Faktoren sind ebenso wichtig wie psychische Einflüsse

Störungen der Gefäßregulation

Nach heutigem Wissensstand besteht bei Migräne wahrscheinlich immer eine Störung der Gefäßregulation im Kopf. Das führt zu Durchblutungsstörungen, die man sich beim typischen Migräneanfall wie folgt vorstellt:

Wahrscheinlich immer eine Störung der Gefäßregulation im Kopf

- Im Vorstadium des Anfalls sind die Hirnblutgefäße verengt, die Durchblutung wird vermindert. Daraus erklären sich die verschiedenen Vorzeichen der Schmerzattacke, wie Übelkeit, Sehstörungen und Gereiztheit.
- Gegen Ende des Vorstadiums erweitern sich die Gefäße wieder, das Blut dringt vermehrt in den Kopf vor. Dadurch entstehen die wellenartig an- und abschwellenden, hämmernden oder pochenden Schmerzen des 1. Stadiums; zum Teil schwellen durch den starken Blutandrang sogar die Schläfenarterien deutlich sichtbar an.
- Nach einiger Zeit erschlaffen die Hirngefäße, durch ihre Wände dringt Flüssigkeit in die Umgebung. Dadurch entstehen dann Schwellungen, die zum dumpfen Dauerkopfschmerz des Stadiums 2 führen.

Unklare Ursachen

Die Ursachen dieser Regulationsstörungen der Hirnblutgefäße sind noch nicht endgültig geklärt. Einige mögliche psychische Faktoren (z. B. Streß) stellten wir weiter vorne bereits vor. Grundursache könnte aber eine Störung im Hypothalamus sein, der sich im Zwischenhirn befindet. Diese Gehirnregion enthält mehrere übergeordnete Zentren des vegetativen Nervensystems, die unter anderem für die Gefäßregulation, den Blutdruck, die Schweißabsonderung, Körpertemperatur, verschiedene Stoffwechselfunktionen, Sexualität und Schlaf-Wach-Rhythmus zuständig sind. Außerdem sondert der Hypothala-

Störung im Hypothalamus

mus hormonartige Botenstoffe ab, die Einfluß auf die Hormondrüsen nehmen.
Die komplexen Funktionen des Hypothalamus sind heute noch nicht vollständig geklärt. Deshalb läßt sich auch nicht genau beurteilen, ob bei Migräne lediglich seine Funktionen aus dem harmonischen Gleichgewicht geraten sind oder eine organische Erkrankung am Hypothalamus besteht. Die genauere Erforschung dieser Frage könnte vielleicht neue therapeutische Möglichkeiten bei Migräne eröffnen.

Hormonelle Einflüsse

Die Bedeutung hormoneller Störungen bei Migräne kann ebenfalls noch nicht zuverlässig beurteilt werden. Die Tatsache, daß die Krankheit bei Frauen wesentlich häufiger auftritt und nicht selten mit den Wechseljahren verschwindet, deutet jedenfalls darauf hin, daß zumindest im Einzelfall auch hormonelle Faktoren in Frage kommen.

Im Einzelfall auch hormonelle Faktoren

In erster Linie diskutiert man Funktionsstörungen der weiblichen Eierstöcke mit veränderter Produktion der Sexualhormone. Diese Hormone sind nicht allein für die Funktionen der anderen Geschlechtsorgane wichtig, sondern beeinflussen auch die Durchblutungsverhältnisse. Daraus könnte sich ein Zusammenhang zwischen Hormonen und Störungen der Gefäßregulation ergeben.
Bei beiden Geschlechtern erforscht man überdies, ob eine Unterfunktion der Nebenschilddrüsen mit zur Migräne beitragen könnte. Diese 4 kleinen Drüsenkörper, die sich in der Schilddrüse befinden, regulieren unter anderem den Kalziumhaushalt des Körpers. Wenn diese Funktion gestört ist, treten auch Muskelkrämpfe auf. Es läßt sich nicht ausschließen, daß außerdem eine Verkrampfung der Blutgefäße eintreten kann, wenn die Nebenschilddrüsen nicht korrekt arbeiten.

Unterfunktion der Nebenschilddrüsen?

Die Frage nach den hormonellen Faktoren der Migräne läßt sich immer nur individuell abklären. Sehr wahrscheinlich bestehen nur bei einem Teil der Migränekranken hormonelle Einflüsse als Mitverursacher.
Dabei darf man auch nicht übersehen, daß die Hormondrüsen über Zentren im Gehirn eng mit dem vegetativen Nervensystem zusammenarbeiten. Bei Funktionsstörungen des vegetativen Nervensystems, die vor allem durch psychische Fakto-

ren eintreten, werden zwangsläufig auch die Hormondrüsen in Mitleidenschaft gezogen. Die hormonellen Störungen bei Migränepatienten müssen also nicht unbedingt Ursachen sein, sie können auch als Folgen der vegetativen Fehlfunktionen eintreten, die als Verursacher der Migräne gelten.

Hormonelle Störungen können auch Folge der vegetativen Fehlfunktionen sein

Eine Beziehung zwischen den bereits beschriebenen sexuellen Problemen mancher Migränekranker und Störungen der Geschlechtshormone läßt sich wahrscheinlich ausschließen. Die Sexualität hängt nicht so sehr – wie häufig angenommen wird – von den Sexualhormonen ab, sondern in erster Linie vom Seelenleben.

Allergische Reaktionen

Immer mehr Aufmerksamkeit widmet die Migräneforschung mittlerweile den allergischen Reaktionen. Die Beobachtung, daß sowohl allergische Erkrankungen als auch Migräne seit einiger Zeit zunehmen, könnte auf einen Zusammenhang hinweisen. Endgültig geklärt wurde diese Frage bisher zwar nicht, aber bei unklaren Migräneursachen empfiehlt es sich grundsätzlich doch, eine Allergie in Erwägung zu ziehen und entsprechende Allergietests durchzuführen.

Bei unklaren Migräneursachen sollte an eine Allergie gedacht werden

Allergische Reaktionen gehen einher mit Veränderungen der Gefäßspannung und Durchblutung, die meist auf das körpereigene Gewebshormon Histamin zurückzuführen sind. Darüber berichteten wir bereits bei den Kopfschmerzen.

Grundsätzlich läßt sich vorstellen, daß die allergisch bedingten Gefäß- und Durchblutungsstörungen mit zur Migräne beitragen. Ob das für alle Patienten oder nur für einen Teil von ihnen gilt, steht noch nicht genau fest.

Zu den häufigsten Allergenen, die bei Migräne eine Rolle spielen könnten, scheinen verschiedene Nahrungs- und Genußmittel zu gehören. Hauptsächlich werden Alkoholika, Schokolade und Schweinefleisch als Allergene bei Migräne verdächtigt. Vermutlich können aber auch viele andere Stoffe bei entsprechender individueller Überempfindlichkeit zur Migräne beitragen.

Häufigste Allergene

Die Migräne kann als einziges Symptom einer allergischen Krankheit bestehen. Dann fällt es naturgemäß schwerer, die allergische Ursache zu erkennen, als bei zusätzlichen anderen Allergiesymptomen. Als Patient können Sie aber auch selbst

Migräne als einziges Symptom einer allergischen Krankheit

Selbstbeobachtung

zur Diagnose einer allergischen Migräneursache beitragen, indem Sie zum Beispiel beobachten, ob akute Anfälle nach dem Konsum bestimmter Nahrungs- und Genußmittel häufiger oder regelmäßig eintreten. Einen solchen Zusammenhang kann der Therapeut in der Praxis natürlich nicht erkennen, Sie müssen ihm von diesen Beobachtungen berichten.

Schäden an der Halswirbelsäule

Degenerative Veränderungen an den Bandscheiben und kleinen Gelenken der Halswirbelsäule können das weiter vorne bei den rheumatischen Krankheiten beschriebene Zervikalsyndrom mit Kopfschmerzen verursachen. Zum Teil führen solche Schäden aber auch zur *Migraine cervicale*. Sie unterscheidet sich vom Zervikalsyndrom durch die anfallsweise halbseitig auftretenden Migräneschmerzen, die von Schwindel, Hör- und Sehstörungen begleitet werden.

Migraine cervicale

Die Migräneanfälle stehen in solchen Fällen oft mit Bewegungen des Kopfs in Zusammenhang. Es gibt aber auch Patienten, bei denen die Migraine cervicale unabhängig von Kopfbewegungen anfallsweise auftritt; vermutlich läßt sich der Zusammenhang dann aber nur nicht mehr genau nachvollziehen.

Krankhafte Veränderungen

Bei der wirbelsäulenbedingten Migräne spielen die folgenden krankhaften Veränderungen eine Rolle:

- Einengung der Zwischenwirbellöcher, aus denen die Nervenpaare vom Rückenmark abgehen; sie werden dadurch chronisch gereizt und führen zu heftigen Schmerzen, die nicht nur in den Kopf, sondern auch in Schultern und Arme ausstrahlen, manchmal sogar von Lähmungen begleitet werden. Häufig sind gleichzeitig Verspannungen in der Nackenmuskulatur als deutlicher Hinweis auf eine Schädigung an der Halswirbelsäule tastbar.
- Störungen der Durchblutung zum Kopf durch Einengung der Wirbelsäulenarterie; dadurch können Verkrampfungen der Hirnarterien als Vorzeichen des späteren Migräneanfalls eintreten.

Die Migraine cervicale kann durch gezielte Untersuchung genau geklärt und dann entsprechend behandelt werden. Wenn es gelingt, die Schäden an der Halswirbelsäule zu bessern, wird auch der Migräneschmerz seltener und schwächer auftreten.

Zum Teil steht die Migraine cervicale zusätzlich mit psychischen Einflüssen in Beziehung. Der Volksmund spricht anschaulich von *halsstarrigen* Menschen. Bei ihnen bestehen häufig chronische Verspannungen der Nackenmuskulatur, die als stark schmerzhaft empfunden werden und auch die zum Kopf führenden Blutgefäße verengen können.

Halsstarrige Menschen

Aus praktischer Erfahrung wissen wir, daß bei manchen Menschen erhebliche degenerative Veränderungen an der Wirbelsäule bestehen, die jedoch nicht zu starken Schmerzen führen, während andere mit nur leichter Degeneration an schweren chronischen Schmerzen leiden. Vielleicht entscheiden im Einzelfall die psychischen Einflüsse mit, wie deutlich der Schmerz auftritt.

Andere unklare Ursachen

Außer den bisher vorgestellten Ursachen der Migräne diskutiert man noch eine Reihe weiterer körperlicher Störungen, die mit zur Erkrankung beitragen könnten. Vor allem bei den folgenden läßt sich im Einzelfall ein Zusammenhang vermuten:

- Die übliche falsche Zivilisationskost, vor allem der zu reichliche Verzehr tierischer Nahrungsmittel; die falsch zusammengestellte Ernährung kann überdies zu chronischen Mangelzuständen führen, selbst wenn sie ausreichend Kalorien enthält (der Ernährungsreformer Professor Werner Kollath sprach vom „Mangel vor vollen Töpfen").

  Falsche Zivilisationskost

- Erkrankungen im Bereich der Verdauungsorgane, vor allem Magen-, Leber- und Gallenblasenleiden; zum Teil stehen solche Krankheiten in Zusammenhang mit der üblichen Fehlernährung.

  Erkrankungen der Verdauungsorgane

- Mißbrauch von Alkohol und/oder Nikotin.

  Alkohol / Nikotin

- Chronischer Sauerstoffmangel, der vor allem bei Erkrankungen der Atmungsorgane und Durchblutungsstörungen auftritt.

  Sauerstoffmangel

- Abnorme Wetterfühligkeit, hauptsächlich Föhnwetterlagen.

  Wetterfühligkeit

Die Zusammenhänge zwischen solchen krankhaften Zuständen und der Migräne sind aber noch unsicher und weitgehend ungeklärt.

Man sollte aber bei Migräne, deren Ursachen nicht erkennbar sind, auch an derartige Faktoren denken und entsprechende

Selbstbeobachtung des Patienten ist wichtig

Untersuchungen durchführen. Dabei spielt auch die Selbstbeobachtung des Patienten eine Rolle, denn manche Zusammenhänge zwischen Anfällen und den obigen Einflüssen lassen sich eben nicht bei der Untersuchung nachweisen, sondern nur aus der praktischen Erfahrung des Patienten ableiten. Achten Sie also sorgfältig darauf, ob Sie zum Beispiel bei bestimmten Wetterlagen oder nach dem Konsum von Genußmitteln zu Migräneanfällen neigen. Das erleichtert dem Therapeuten das Verständnis der Krankheitsursachen und die gezieltere Therapie.

Mögliche Auslöser des Migräneanfalls

Individuelle Ermittlung der Faktoren

Die Faktoren, die einen akuten Schmerzanfall auslösen können, lassen sich immer nur individuell ermitteln. Dazu sind die Beobachtungen des Patienten, die er dem Therapeuten mitteilt, von großer Bedeutung. Sie weisen oft erst den Weg zu den im Einzelfall notwendigen speziellen Untersuchungen, z. B. Allergietests, wenn die Erfahrungen des Migränekranken den Verdacht auf eine allergische Krankheit nahelegen.
Eine sichere Unterscheidung zwischen den Ursachen der Migräne und den Auslösern des akuten Anfalls ist nicht immer möglich, zum Teil sind sie identisch. Man kennt wahrscheinlich auch noch längst nicht alle auslösenden Faktoren. Wir können hier nur die häufigsten anführen, bei denen der Zusammenhang mit den Migräneanfällen als gesichert gelten kann.

Psychische Belastungen

Vor allem bei jüngeren Menschen

spielen als Auslöser des akuten Migräneanfalls vor allem bei jüngeren Menschen oft eine maßgebliche Rolle. Das gilt nicht nur für Aufregungen, Probleme und Konflikte, sondern auch für positive Ereignisse, die gleichfalls Streß bedeuten. Grundursache dafür ist wahrscheinlich das Unvermögen des Patienten, mit seinen Gefühlen richtig umzugehen.
In der Regel tritt der akute Migräneanfall nicht während der

psychischen Belastung auf, sondern unmittelbar danach, wenn die Anspannung nachläßt. Deshalb kommt es auch an Wochenenden und im Urlaub gehäuft zu Migräneattacken.

Der Anfall tritt nach der Belastung auf

Schlaf

bedeutet tiefe Entspannung, die für viele überaktive Migränepatienten schwer erträglich ist. Deshalb kann auch der Schlaf einen akuten Anfall auslösen. Manchmal setzt er mitten in der Nacht im Tiefschlaf oder gegen Morgen im oberflächlicheren Schlaf ein, bei anderen Patienten durch Alpträume oder nach einer Traumschlafphase. Die Zusammenhänge zwischen Traumschlaf und Migräne lassen sich bisher schwer nachvollziehen; es scheint zum Teil, daß die Traumschlafphase bereits das Vorstadium eines Anfalls darstellen kann.

Nahrungs- und Genußmittel

spielen bei einem Teil der Migränekranken eine große Rolle als Auslöser der Anfälle. Das gilt nicht nur für Alkohol, Schokolade, Schweinefleisch und Nikotin, sondern nicht selten auch für gesunde Lebensmittel, wie Obst und Gemüse. In solchen Fällen muß an eine ursächliche Allergie gedacht werden. Ferner können allgemeine Verdauungsbeschwerden, Magen-, Leber-, Gallenblasenleiden, chronische Darmträgheit oder Störungen der Darmflora bestehen.

Witterungs- und Klimaverhältnisse

tragen häufig zu einem akuten Migräneanfall bei; nach der Statistik leiden über 50 % aller Migränekranken an Wetterfühligkeit. Stabile Wetterlagen wirken selten als Auslöser, kritisch sind vor allem Föhnwetterlagen und der Wetterwechsel mit Veränderungen von Luftdruck, Luftfeuchtigkeit, Temperatur und elektroklimatischen Bedingungen. Oft tritt der akute Anfall nicht erst auf, wenn sich das Wetter verändert hat, sondern bereits 1–2 Tage vorher, wenn die elektroklimatischen Bedingungen sich zu verändern beginnen. Darauf reagiert vor allem das vegetative Nervensystem sehr empfindlich.

Über 50 % der Migränekranken leiden an Wetterfühligkeit

Hormonelle Einflüsse

Vor und während der Monatsblutung

wurden als mögliche Ursachen bereits beschrieben, kommen aber auch als Auslöser akuter Migräneanfälle in Betracht. In erster Linie sind Frauen davon betroffen. Gehäuft treten Schmerzattacken in den Tagen vor und während der Monatsblutung auf. Das muß aber nicht unbedingt auf hormonelle Störungen hinweisen, denn auch negative seelische Einstellungen zur Menstruation (vielleicht zum eigenen Körper und zur Sexualität) führen häufig zu Migräneanfällen und anderen Menstruationsbeschwerden.

Geschlechtsverkehr

wurde ebenfalls schon als möglicher Mitverursacher der Migräne bei Frauen genannt, kann aber auch eine Rolle als auslösender Faktor spielen. Der Sexualakt kann unabhängig vom Orgasmus zum akuten Migräneanfall führen, zum Teil löst sogar schon die Vorstellung des Geschlechtsverkehrs den Migräneanfall aus. Hinzu kommt oft, daß bei den Patientinnen während des Sexualverkehrs schmerzhafte Scheidenkrämpfe auftreten.

Andere Auslöser

Verschiedene Sinneseindrücke

können im Einzelfall ebenfalls akute Schmerzattacken provozieren. Bekannt sind vor allem noch die verschiedenen Sinneseindrücke, auf die Migränekranke sehr empfindlich reagieren können, z. B. blendendes und flimmerndes Licht, wie es auch beim Fernsehen oder bei Arbeiten am Computerbildschirm einwirkt, laute Musik oder intensive Gerüche.

Formen der Migräne

Es gibt unterschiedliche Verlaufsformen der Migräne. Neben der klassischen Form unterscheidet man vor allem noch die einfache Verlaufsform und die bereits genannte Migraine cervicale. Außerdem kennt man Äquivalente der Migräne, bei denen der übliche Kopfschmerz fehlt.

Klassische Migräne mit Aura

Verläuft meist kürzer, aber heftiger

Die klassische Migräne verläuft meist kürzer als die anderen Formen, aber oft wesentlich heftiger. Sie beginnt mit der Aura, die etwa 20–30 Minuten dauert. In dieser Zeit treten verschiedene Halluzinationen auf, oft begleitet von Sprachstörungen. Besonders häufig kommen optische Halluzinationen vor, wie weiße oder farbige Blitze, Sterne und geometrische Muster, Funken, flimmernde Wellen oder vielfarbige Zickzacklinien. Diese Aura kann bei jedem Anfall gleich ablaufen, nicht selten treten aber immer wieder andere Halluzinationen auf.

Optische Halluzinationen

Bei einer seltenen Sonderform der klassischen Migräne führt die Aura nicht zu Halluzinationen, sondern erzeugt Bewegungsstörungen bis hin zur vorübergehenden Lähmung. Diese Verlaufsform bezeichnet man auch als *motorische Aura* oder *Migraine accompagnée.*

Migraine accompagnée

Der nach der Aura eintretende heftige Schmerzanfall kann schon nach 2–3 Stunden überstanden sein, selten dauert er länger als 12 Stunden. Die Schmerzen verschwinden meist innerhalb weniger Minuten. Manchmal folgt auf die Aura kein Schmerzanfall.

Selten kommt es vor, daß neben der klassischen Migräne gleichzeitig die einfache besteht. Dann treten die unterschiedlichen Anfallsformen häufig nacheinander auf. Im Verlauf der klassischen Migräne kann die Aura ausbleiben, also die einfache Form entstehen. Abgesehen von der Aura und den heftigeren, aber kürzeren Schmerzen läuft die klassische Migräne ähnlich wie die einfache ab.

Die einfache Migräne

Die Bezeichnung *einfach* darf nicht zu dem falschen Schluß verleiten, es handelte sich um eine mildere Verlaufsform. Einfach besagt lediglich, daß dem Anfall keine Aura wie bei der klassischen Form vorausgeht.

Anfall ohne Aura

Die bevorstehende Schmerzattacke kündigt sich oft schon am Tag zuvor an, z. B. durch allgemeines Wohlbefinden, aber auch Unruhe, Gereiztheit und Panikzustände. Ungefähr 10–30 Minuten vor dem akuten Anfall beginnt das Vorstadium mit folgenden typischen Warnzeichen:

Typische Warnzeichen

- Unruhe, Erregungszustände, gehobene oder bedrückte Stimmungslage.
- Schwindelgefühl, manchmal auch Anstieg des Blutdrucks.
- Sprech-, Seh- und Gefühlsstörungen, vor allem der inselförmige Ausfall des Gesichtsfelds, manchmal sogar vorübergehende Erblindung des Auges auf der schmerzenden Seite.
- Abnormer Hunger oder Durst, Blähungen, Koliken, oft auch verminderte Harnausscheidung.

Schmerzanfall

Nach diesen Vorboten beginnt der Schmerzanfall. Manche Migränekranke spüren nur leichte Kopfschmerzen, bei anderen treten fast unerträgliche Schmerzzustände auf. Beim typischen Verlauf setzt der Kopfschmerz heftig und meist einseitig ein; hauptsächlich besteht er über der Augenhöhle, hinter dem Auge, im Bereich der Nasenwurzel, Stirn oder des Scheitels, seltener hinter dem Ohr, im Hinterkopf, in der Wangen-, Oberkiefer- oder Unterkieferregion.

Im Verlauf des Anfalls kann der Schmerz zur anderen Kopfseite wechseln oder den gesamten Kopf betreffen. Der Schmerz wird meist als hämmernd und pochend beschrieben und hält eine bis mehrere Stunden an.

Dumpfer heftiger Dauerkopfschmerz

Danach geht der Anfall ins Stadium 2 über, bei dem ein dumpfer heftiger Dauerkopfschmerz besteht; er dauert Stunden bis Tage. Äußere Sinnesreize, vor allem Licht, Gerüche und Geräusche, können den Schmerz schier unerträglich verschlimmern.

Veränderte Gesichtsfarbe

Die Störung der Durchblutung während des Anfalls führt zur veränderten Gesichtsfarbe. Bei der häufigeren „weißen“ Migräne besteht auffällige Blässe, die seltenere „rote“ Migräne geht mit Gesichtsrötung einher. Im Verlauf des Anfalls kann die Farbe plötzlich wechseln.

Starke Übelkeit

Viele Patienten leiden während des Anfalls an starker Übelkeit. Häufig wird sie von Sodbrennen, Aufstoßen, Schluckauf, Brechreiz und Speichelfluß begleitet. Der Geruch von Nahrung, ja sogar der bloße Gedanke daran, kann diese Symptome deutlich verschlimmern. Wenn es zum Erbrechen kommt, fühlt man sich danach meist wohler, unter Umständen endet der Anfall damit.

Symptome an den Augen

An den Augen kommt es während der Schmerzattacken zur Schwellung der Blutgefäße im Augapfel. Die Augen werden stark gerötet, tränen, brennen und jucken, manchmal wird alles nur noch verschwommen gesehen. Bei Lichteinfall können sich diese Beschwerden deutlich verschlimmern.

Unspezifische Beschwerden

Ergänzt wird die Symptomatik oft noch durch folgende unspezifische Beschwerden:

- Mattigkeit, Schwächegefühl, Teilnahmslosigkeit, manchmal auch abnorme Schläfrigkeit und depressive Verstimmung; wenn die Patienten vom Schlaf übermannt werden, endet der Anfall in der Regel damit.
- Gleichgewichtsstörungen mit Schwindel und unsicherem Gang.
- Anfangs verringerte, gegen Ende des Anfalls stark vermehrte Harnausscheidung.
- Schwellung der Nasenschleimhaut mit verlegter Nasenatmung, oft auch vermehrte Absonderung aus der Nase wie bei einem beginnenden Schnupfen.
- Bauchschmerzen, Koliken, Blähungen, manchmal auch Durchfall; diese Symptome der Bauchorgane treten häufig erst gegen Ende des Anfalls auf.

Unterschiedliches Ende der Attacke

Die akute Migräneattacke endet nach Stunden bis Tagen auf unterschiedliche Art. Manche Patienten fallen kurz in Tiefschlaf, nach dem Erwachen fühlen sie sich schmerzfrei und sehr wohl. Bei anderen endet der Migräneanfall mit Durchfall, Erbrechen, stark vermehrter Harnausscheidung, Schweiß- oder Tränenausbruch. Zum Teil wird der Anfall auch durch plötzliche starke körperliche Anstrengung oder seelisch-geistige Belastung innerhalb weniger Minuten unterbrochen.

Migraine cervicale

Entsteht durch Veränderungen an der Halswirbelsäule

Diese Verlaufsform der Migräne entsteht durch Veränderungen an der Halswirbelsäule. Sie wurde weiter vorne bei den körperlichen Ursachen der Migräne bereits vorgestellt. Die Symptomatik entspricht weitgehend der bei einfacher Migräne. Abgesehen von den heftigen, meist einseitigen Kopfschmerzen treten bei der Migraine cervicale insbesondere noch Schwindel, einseitige Hör- und Sehstörungen auf, die sich gleichfalls aus den Veränderungen an der Wirbelsäule erklären.

Anfälle werden durch bestimmte Kopfhaltungen ausgelöst

Typisch bei Migraine cervicale ist häufig, daß die Anfälle durch bestimmte Haltungen und Bewegungen des Kopfs ausgelöst werden. Nicht selten nehmen die Patienten auch Knacken oder Knirschen bei Kopfbewegungen wahr, das von der geschädigten Halswirbelsäule ausgeht. Die Muskulatur des Nackens, zum Teil auch noch der Schultern, wird durch die ständige Nervenreizung chronisch verkrampft; das kann man als muskulären Hartspann von außen tasten.

Äquivalente der Migräne

Keine Schmerzattacken

Gemeinhin verbindet man mit der Migräne die Vorstellung heftiger Kopfschmerzen. Das trifft meist auch zu, aber es gibt auch Migräne-Äquivalente ohne Schmerzattacken. Der Komplex von Symptomen, der zu diesen Äquivalenten gehört, weist typische Merkmale der Migräne auf, lediglich die Kopfschmerzen fehlen eben.

Treten anfallsweise auf

Charakteristisch ist im allgemeinen, daß die Migräne-Äquivalente anfallsweise auftreten und sich periodisch wiederholen. Nach längerer Zeit kann sich daraus eine „echte" Migräne mit Kopfschmerzen entwickeln, die Äquivalente können aber auch ein Leben lang ohne Kopfschmerz verlaufen. Auch dem erfahrenen Therapeuten fällt es zunächst oft schwer, den Symptomenkomplex als Sonderform der Migräne zu diagnostizieren.

Häufigste Äquivalente

Als häufigste Äquivalente der Migräne gelten nach heutigem Wissensstand:

Bauch-Migräne

- Anfallsweise starke Schmerzen im Oberbauch, die sich oft bald auf den Magen konzentrieren, aber auch den Darm betreffen können. Sie werden innerhalb einiger Stunden immer stärker, dann lassen sie allmählich nach; für 1–2 Tage bleibt noch eine Überempfindlichkeit des Magen-Darm-Trakts bestehen. Diese Form bezeichnet man auch als „Bauch-Migräne". Sie wird zunächst oft mit einem Magen-Darm-Katarrh verwechselt.
- Schmerz- und Krampfanfälle im rechten Oberbauch mit Übelkeit und Erbrechen; sie treten hauptsächlich bei jün-

geren Menschen auf, insbesondere dann, wenn früher einmal eine Gallenblasenerkrankung bestand. Dieses Äquivalent wird zunächst häufig als Gallenkolik mißverstanden.

- Regelmäßig wiederkehrende Durchfälle, die auffällig oft am Wochenende entstehen; wie bei einer Darminfektion wird dabei auch das Allgemeinbefinden erheblich in Mitleidenschaft gezogen. Wenn solche anfallsartigen Durchfälle häufiger vorkommen oder länger dauern, drohen erhebliche Verluste an Vitalstoffen.

Regelmäßig wiederkehrende Durchfälle

Außer diesen typischen Äquivalenten bestehen gleichzeitig meist noch Symptome, die auch bei der „üblichen" Migräne auftauchen. Dazu gehören vor allem noch tränende, brennende, gerötete und gegen Licht überempfindliche Augen, Durchblutungsstörungen im Gesicht mit Blässe oder Rötung und der Glieder, die blaß und kalt werden, sowie Schweißausbruch. Wenn die unklaren Schmerzen im Leib, Durchfälle und begleitende andere Symptome gemeinsam auftreten und sich anfallsweise wiederholen, besteht der dringende Verdacht auf Migräne-Äquivalente. Es mag sein, daß Ihr Therapeut nicht gleich an diese Möglichkeit denkt, sprechen Sie ihn dann darauf an.

Weitere Symptome

Kopfschmerzen und Migräne ganzheitlich heilen

Die Therapie darf sich nicht mit bloßer Linderung der Symptomatik begnügen

Bei einem so komplexen Krankheitsgeschehen wie Migräne oder häufigen Kopfschmerzen, das in der Regel durch mehrere körperliche und psychische Faktoren entsteht, darf sich die Therapie natürlich nicht mit bloßer Linderung der Symptomatik begnügen. Der betroffene Patient leidet ja nicht nur unter seinen Schmerzen, die meist gut durch chemische Schmerzmittel unterdrückt werden können. Er wird durch den immer wiederkehrenden Schmerz allmählich zermürbt, depressiv, gereizt und überempfindlich, verliert jede Lebensfreude und zieht sich oft in die soziale Isolierung zurück.

Einheit von Körper, Seele und Geist

Deshalb benötigt er eine umfassende Behandlung, die ihn als Einheit von Körper, Geist und Seele erfaßt. Sie muß auch gut verträglich sein, damit die Schmerzzustände nicht noch durch Nebenwirkungen der Arzneimittel kompliziert werden. Diesen Anforderungen kann nur eine naturmedizinische Behandlung gerecht werden, bei der die Patienten aktiv mitarbeiten. Das schließt nicht aus, daß bei starken Schmerzen auch chemische Medikamente angewendet werden, um unnötiges Leiden zu vermeiden. Die Grundbehandlung jedoch besteht aus natürlichen Heilverfahren, die sich gegen die Ursachen der Krankheit richten.

Die Grundbehandlung besteht aus natürlichen Heilverfahren, die sich gegen die Ursachen richten

Die Grundlagen dieser Ganzheitstherapie und Möglichkeiten zur Selbsthilfe werden wir nun ausführlich darstellen. Das darf jedoch nicht als Anleitung zur kritiklosen Selbstbehandlung mißverstanden werden. Die Selbsthilfe ist nur zweckmäßig, wenn gelegentliche Kopfschmerzen auftreten, nie bei chronischen oder häufig wiederkehrenden Schmerzzuständen.

Die übliche Schmerztherapie – Vorteile und Risiken

Zu den vornehmsten Aufgaben der Medizin gehört die Bekämpfung von Schmerzen. Die wirksame Linderung der Schmerzzustände ist keine Errungenschaft unserer Zeit, man versucht sie seit Jahrtausenden, zum Beispiel mit Opium oder Akupunktur. Der modernen Medizin stehen inzwischen aber wirksamere, genauer dosierbare Schmerzmittel zur Verfügung, die den individuellen Bedürfnissen des einzelnen Patienten besser angepaßt werden können.

> Aber auch für diese neuen Medikamente gilt grundsätzlich: Unterdrückung von Schmerzen bedeutet keine ursächliche Therapie, denn die Schmerzmittel können im allgemeinen nicht die Ursachen heilen.

Sicher können akute Kopfschmerzen durch ein Medikament so beeinflußt werden, daß sie nicht wiederkehren, aber dieser therapeutische Effekt wäre dann vermutlich auch ohne Schmerzmittel durch die Selbstheilungsregulationen des Körpers eingetreten.

Vor allem die Patienten, die häufig oder chronisch an Kopfschmerzen oder Migräne leiden, erfahren die eingeschränkte Wirkung der Schmerzmittel sehr deutlich. Die Symptome kehren zurück, sobald die Wirkung des Medikaments abgeklungen ist – und dann muß erneut zum Arzneimittel gegriffen werden. Darin besteht eines der Hauptrisiken der Schmerztherapie, die lediglich die Symptomatik unterdrückt.

Die Symptome kehren zurück, wenn die Wirkung der Medikamente abgeklungen ist

Natürlich ist sich die Schulmedizin der Tatsache bewußt, daß Schmerzmittel keine Heilung bewirken. Man nimmt den Schmerz zunächst schon als mögliches Warnzeichen einer Krankheit ernst und versucht, seine Ursachen zu diagnostizieren. Aber sie lassen sich bei Kopfschmerzen oft nicht ermitteln und sind bei Migräne noch nicht ausreichend bekannt. Nach einigen vergeblichen diagnostischen Versuchen verfährt man dann eben doch nach dem Motto: Wenn keine Ursachen festzustellen sind, können nur die Symptome unterdrückt werden.

Auch die Schulmedizin weiß, daß Schmerzmittel keine Heilung bewirken

Die Naturmedizin gibt sich damit nicht zufrieden. Da sie die Ursachen von Krankheiten zum Teil anders als die offizielle

Die Naturmedizin kann Krankheitsfaktoren behandeln, die von der Schulmedizin ignoriert werden

Medizin beurteilt, kann sie durchaus Krankheitsfaktoren ermitteln und behandeln, die von der Schulmedizin ignoriert werden. Und selbst wenn auch solche Ursachen nicht nachweisbar sind, gilt der Schmerz in der Naturheilkunde immer noch als Warnzeichen. Es mag eine psychische Störung darin zum Ausdruck kommen, die von der Ganzheitsmedizin geduldig wieder bewußt gemacht und verarbeitet wird. Manchmal muß sich allerdings auch die Naturmedizin damit abfinden, daß die Botschaft der Schmerzen nicht verstanden werden kann.

Die Botschaft der Schmerzen kann nicht immer verstanden werden

Naturheilkunde und Schulmedizin sollten sich ergänzen

Aus den obigen Überlegungen ergibt sich, daß gerade bei chronischen Kopfschmerzen und Migräne Naturheilkunde und Schulmedizin sich nicht ausschließen dürfen, sondern ergänzen sollen. Der unbestreitbare Vorteil der schulmedizinischen Therapie besteht in der raschen Schmerzlinderung, während die Naturmedizin sich hauptsächlich gegen die Schmerzursachen richtet. Erscheint es da nicht im Interesse des Patienten dringend geboten, diese beiden Wirkungsprinzipien zu kombinieren? Leider findet eine solche Zusammenarbeit bisher noch zu selten statt. Sie wird vor allem durch Vorurteile in beiden Lagern be- und verhindert.

Chemische Arzneimittel gegen Kopfschmerzen

Es gibt heute eine Vielzahl von Schmerzmitteln (Analgetika), die teilweise ohne Rezept erhältlich sind. Nach der Wirkungsweise unterteilt man sie in *periphere Analgetika*, die auf die Schmerzrezeptoren und schmerzleitenden Nervenfasern wirken, und die starken *zentralen Analgetika*, die direkt im Gehirn wirken. Gegen Kopfschmerzen gebraucht man grundsätzlich nur die peripheren Analgetika.

Periphere Analgetika

Zentrale Analgetika

Azetylsalizylsäure

Der bekannteste Wirkstoff mit peripher schmerzlindernder Wirkung ist die *Azetylsalizylsäure*. Dabei handelt es sich um den chemischen Abkömmling der Salizylsäure, die früher in natürlicher Form vor allem aus Weidenrinde gewonnen wurde. Die Medikamente mit Azetylsalizylsäure (kurz ASS genannt) sind in der Regel frei verkäuflich und werden meist gut vertragen, eignen sich also auch zur Selbsthilfe.

Außer schmerzlindernden Eigenschaften besitzt die ASS noch

andere therapeutische Wirkungen. Vor allem kann sie noch Fieber senken, Entzündungen lindern und die Fließeigenschaften des Bluts verbessern (Infarktvorbeugung), außerdem scheint sie bei manchen Krebsformen (v. a. Darmkrebs) vorbeugend wirken zu können. Bei Kopfschmerzen sind diese Eigenschaften in der Regel nicht wichtig, im Vordergrund steht die gute bis zufriedenstellende schmerzlindernde Wirkung.

Andere therapeutische Wirkungen von ASS

Ganz frei von Risiken bleibt auch die ASS-Therapie nicht. Als mögliche Nebenwirkungen drohen vor allem Magenschmerzen, Übelkeit und Sodbrennen, Störungen der Blutgerinnung mit stärkeren und längeren Blutungen zum Beispiel nach Verletzungen, manchmal auch allergische Reaktionen der Haut; bei Asthmatikern kann ASS einen akuten Anfall provozieren.

Mögliche Nebenwirkungen

Wenn ASS gut vertragen wird, bestehen keine Einwände gegen die gelegentliche Einnahme bei akuten Kopfschmerzen. Längere Zeit soll der Wirkstoff aber nicht zur Selbsthilfe gebraucht werden. Bei Magenkrankheiten und bekannter Überempfindlichkeit gegen ASS muß darauf verzichtet werden.

Nicht längere Zeit einnehmen

Kritisch beurteilt werden heute Kombinationen, die ASS mit anderen Wirkstoffen enthalten, z. B. Koffein und Vitamine. Zum Teil sind sie wenig sinnvoll, unter Umständen erhöhen sie auch das Risiko von Nebenwirkungen. Grundsätzlich sollen daher nur Monopräparate verwendet werden, die ausschließlich ASS enthalten.

Nur Monopräparate verwenden

Außer ASS gibt es noch eine Reihe anderer peripherer Analgetika, als bekannteste *Paracetamol* und *Ibuprofen*, die ebenfalls ohne Rezept erhältlich sind. Wenn ASS nicht ausreichend wirkt oder schlecht verträglich ist, können sie als Alternativen vorübergehend gebraucht werden.

Paracetamol und Ibuprofen

Nicht zur Selbsthilfe empfehlenswert sind dagegen *Flufen-* und *Mefenaminsäure*, *Indomethacin* und *Phenazon*. Bei ihnen muß mit erheblichen Nebenwirkungen gerechnet werden, die man bei Kopfschmerzen schwerlich rechtfertigen kann. Nur im Einzelfall wird der Therapeut solche Wirkstoffe einmal verordnen.

Präparate, die nicht zur Selbsthilfe empfohlen werden können

Spezielle Medikamente bei Migräne

Wenn ein Migräneanfall mild verläuft, lassen sich die Schmerzen oft durch die oben genannten peripheren Analgetika ausreichend lindern. Dann kann auch eine Kombination von ASS mit Koffein sinnvoll sein, um die Wirkung zu verbessern. Die Volksmedizin kennt starken schwarzen Kaffee schon lange als Hausmittel gegen Migräne, das allerdings nur bei leichteren Schmerzanfällen zufriedenstellend hilft.

ASS + Koffein

Zum Teil enthalten die einfachen Migränemittel neben peripheren Analgetika noch *Metoclopramid* oder einen ähnlichen Wirkstoff, der Übelkeit und Brechreiz lindert; solche Kombinationen bleiben aber fachlicher Verordnung vorbehalten.

Metoclopramid

Bei stärkeren Migräneschmerzen kommt man meist nicht mit den üblichen Analgetika aus, sondern benötigt spezielle Migränemittel.

Seit langem werden dazu die Mutterkornalkaloide *Ergotamin* und *Dihydroergotamin* verwendet, die von dem als Schmarotzer auf Getreide lebenden Pilz Claviceps purpurea abstammen. Ihre Wirkung bei Migräne erklärt man hauptsächlich aus der Verengung der erweiterten Hirngefäße. Zufriedenstellende therapeutische Effekte erzielt man aber nur, wenn die Wirkstoffe frühzeitig verabreicht werden. Dann tritt bei 75–90 % der Patienten eine sehr gute bis zufriedenstellende Schmerzlinderung ein.

Mutterkornalkaloide

Allerdings sind die Mutterkornalkaloide als Giftstoffe nicht unbedenklich. An Nebenwirkungen drohen vor allem Schwindel, verstärkte Übelkeit, Erbrechen, Herzbeschwerden und Durchblutungsstörungen, bei längerem Gebrauch kann eine chronische Vergiftung mit verstärkten Kopfschmerzen eintreten. Bei Bluthochdruck, Herzleiden, Leber-, Nieren-, Schilddrüsenstörungen und während der Schwangerschaft sind die Mutterkornalkaloide nicht angezeigt. Ihre möglichen Risiken lassen sich rechtfertigen, wenn ein Migräneanfall mit starken Schmerzen unterdrückt werden muß, aber zur Vorbeugung in der anfallsfreien Zeit sind sie kaum geeignet.

Nebenwirkungen

Nicht zur Vorbeugung geeignet

Anstelle von Mutterkornalkaloiden setzt man heute vermehrt die *Betablocker* ein. Diese Wirkstoffe blockieren bestimmte Empfänger (Rezeptoren) des vegetativen Nervensystems und können deshalb die Gefäßspannung beeinflussen. Ursprünglich führte man sie zur Therapie von Bluthochdruck und Angi-

Betablocker

na pectoris ein, entdeckte dann aber zufällig, daß sie auch bei Migräne wirksam sind.

Erhebliche Nebenwirkungen

Die Betablocker können erhebliche Nebenwirkungen erzeugen, vor allem Blutdruckabfall, Durchblutungsstörungen, Verengung der Atemwege mit Atemnot und allergische Reaktionen, bei längerem Gebrauch sogar Veränderungen der Persönlichkeit. Darum muß sehr sorgfältig abgewogen werden, ob die Migräneschmerzen die möglichen Risiken rechtfertigen; über längere Zeit sollten die Betablocker jedenfalls nicht angewendet werden. Zu den Gegenanzeigen, bei denen die Einnahme grundsätzlich verboten ist, gehören Herzleiden, Bronchialasthma und chronische Bronchitis.

Kalziumantagonisten

Schließlich sind noch die *Kalziumantagonisten* als neue Migränemittel zu erwähnen. Auch sie wurden ursprünglich gegen hohen Blutdruck eingeführt, bis man zufällig ihre Wirkung bei Migräne feststellte. Als Gegenspieler des Kalziums verhindern sie eine „Überflutung" der Gehirnzellen mit Kalzium. Dadurch wird auf noch nicht endgültig geklärte Weise der Migräneanfall verhindert oder unterbrochen. Die Kalziumantagonisten können vor allem zu chronischer Müdigkeit, trokkenem Mund und Gewichtszunahme als Nebenwirkungen führen. Vorübergehend ist das im Vergleich zu starken Migräneschmerzen sicherlich das kleinere Übel. Die Dauerbehandlung zur Vorbeugung von Migräneanfällen wird aus der Sicht der Naturmedizin jedoch nicht befürwortet.

Auf weitere Migränemittel, die seltener verordnet werden und unsicherer wirken, muß hier nicht mehr eingegangen werden. Der Therapeut wird versuchen, aus den zur Verfügung stehenden Medikamenten das auszuwählen, das im Einzelfall am besten geeignet ist und zu den wenigsten Nebenwirkungen führen kann. Selbsthilfe ist nicht möglich, denn alle speziellen Migränemittel stehen unter Rezeptpflicht.

Keine Selbsthilfe

Ergänzung durch Psychopharmaka

Die psychischen Einflüsse, die bei Kopfschmerz und Migräne als Mitverursacher oft eine Rolle spielen, kann auch die Schulmedizin heute nicht mehr ignorieren. Allerdings führt das noch selten dazu, daß der Patient zur ergänzenden Behandlung an einen Psychotherapeuten überwiesen wird. Offenbar sind viele

Patienten werden von der Schulmedizin zu selten an einen Psychotherapeuten überwiesen

Mediziner der Meinung, daß sie „das bißchen Psyche“ auch selbst mitbehandeln können.

Wenn der Patient Glück hat, wird er vielleicht zur Entspannung angeleitet oder lernt im Rahmen einer Gesprächstherapie, die psychischen Ursachen seiner Schmerzzustände besser zu verstehen und zu verarbeiten. Allzuoft besteht die schulmedizinische Psychotherapie aber lediglich in der Verordnung chemischer Psychopharmaka. Am häufigsten werden Tranquilizer verabreicht, die beruhigen und entspannen; bestehen depressive Verstimmungen, gibt man auch spezielle Antidepressiva. Teils werden die Psychopharmaka allein, teils ergänzend neben Schmerzmitteln gebraucht. Bei Kopfschmerzen, die vorwiegend aus seelischen Ursachen auftreten, können sie sogar besser als die Analgetika wirken.

Am häufigsten werden Tranquilizer verabreicht

Psychopharmaka beseitigen nicht die Probleme

Natürlich beseitigen Psychopharmaka nie die Probleme, die im Einzelfall zu Kopfschmerzen führen. Sie erzeugen eine Art „synthetisches Wohlbefinden“, das abklingt, sobald die Wirkung der Medikamente nachläßt. Im günstigsten Fall aktiviert die vorübergehende seelische Entlastung durch Psychopharmaka die seelischen Widerstandskräfte, so daß die Problemsituation überwunden wird. Oft ist das aber nicht der Fall, beim Verzicht auf die Psychopharmaka brechen alle Probleme wieder über den Patienten herein. Nach dem Wohlgefühl während des Arzneimittelgebrauchs empfindet er seine Schwierigkeiten unter Umständen sogar noch belastender.

Ein Teufelskreis kommt in Gang

Suchtrisiko

Deshalb liegt es nahe, erneut zum Psychopharmakon als scheinbar bequemer „Problemlösung“ zu greifen. So kommt ein Teufelskreis in Gang, der mit der Arzneimittelsucht enden kann. Bei Antidepressiva besteht nur ein geringes Suchtrisiko, bei längerer Einnahme von Tranquilizern dagegen ein relativ hohes. Dabei muß es nicht (wie bei vielen anderen Suchtmitteln) im Lauf der Zeit zur Dosissteigerung als Warnzeichen der beginnenden Abhängigkeit kommen, auch die gleichbleibende Verabreichung einer relativ geringen Dosis Tranquilizer kann bereits zur „Niedrigdosis-Abhängigkeit“ führen.

Nebenwirkungen

Abgesehen vom Suchtrisiko können Psychopharmaka noch verschiedene andere körperliche und seelisch-geistige Nebenwirkungen verursachen. Häufiger kommt es zum Beispiel zu Schläfrigkeit, Leistungsschwäche, Blutdruckabfall, Schwindel, Kopfschmerzen und einer gleichgültigen Einstellung gegenüber dem eigenen Schicksal und dem der Mitwelt; bei längerem Gebrauch kann sich die Persönlichkeit verändern. Manchmal treten auch paradoxe Wirkungen auf, z. B. abnorme Erregungszustände. Wenn Kombinationen aus Psychopharmaka und Analgetika gebraucht werden, kommen noch die möglichen Nebenwirkungen der Schmerzmittel hinzu.

Psychopharmaka sind keine wirksame Therapie psychischer Probleme

Psychopharmaka sind keine wirksame Therapie psychischer Probleme, sie können sie nur unterdrücken. Wenn überhaupt, dann kommen solche Arzneimittel nur vorübergehend zur ergänzenden Behandlung in Frage, um das Seelenleben vom inneren Druck zu entlasten. Diese Zeit muß dann genutzt werden, um die Ursachen der psychischen Störungen zu beseitigen. Das kann durch Selbsthilfe geschehen, indem man zum Beispiel eine Entspannungstechnik erlernt, aber auch eine fachliche Psychotherapie erfordern.

Nebenwirkungen und Risiken

Vor allem bei längerem Gebrauch

Bei den verschiedenen Schmerzmitteln und Psychopharmaka wurde bereits aufgezeigt, daß diese zu unterschiedlichen Nebenwirkungen führen können. Das gilt vor allem bei längerem Gebrauch, wie er bei chronischen Kopfschmerzen und Migräne weit verbreitet ist. Welche Nebenwirkungen und Risiken von den verschiedenen chemischen Arzneimitteln drohen, geht jeweils aus dem Beipackzettel der Medikamente hervor. Wir wollen hier einige der häufigsten Nebenwirkungen zusammenstellen.

Nierenschäden

Leberschäden

Als chemische Substanzen müssen die schmerzlindernden Wirkstoffe im Körper zunächst entgiftet und dann über die Nieren ausgeschieden werden. Nierenschäden durch längeren Schmerzmittelgebrauch gehören deshalb zu den gefürchtetsten Spätfolgen; die Nieren können unheilbar zerstört werden, so daß eine ständige Blutwäsche (Dialyse) oder Nierentransplantation erforderlich wird. Außerdem drohen Leberschäden, denn dieses Organ ist für die Entgiftung chemischer Stoffe zuständig. Nur die Azetylsalizylsäure gilt in dieser Hinsicht als weniger bedenklich, selbst wenn sie längere Zeit verabreicht wird.

Problematisch sind die Schmerzmittel auch für das Blut, mit dem sie durch den Körper transportiert werden. Als häufigste

Störungen der Blutgerinnung

Nebenwirkungen drohen Störungen der Blutgerinnung mit abnorm langer Blutungszeit, die zum Beispiel bei Verletzungen und Operationen bedenklich werden kann. Außerdem kann es durch Analgetika zur Blutarmut kommen.

Magenschmerzen

Die möglichen Nebenwirkungen auf den Magen wurden weiter vorne bei der ASS bereits beschrieben. Dieser Wirkstoff und andere mit peripher schmerzlindernder Wirkung, die bereits genannt wurden, erzeugen relativ oft Magenschmerzen und geringfügige Mikroblutungen der Magenschleimhaut; seltener treten stärkere Magenblutungen und Magengeschwüre, gelegentlich Übelkeit, Erbrechen und Durchfall auf.

Störungen des zentralen Nervensystems

Als weitere mögliche Nebenwirkungen der peripher wirksamen Analgetika kommen noch Störungen des zentralen Nervensystems mit Kopfschmerzen, Sehstörungen, Ohrgeräuschen, bei längerer Anwendung auch Benommenheit, ferner Störungen des Säure-Basen-Haushalts, Zurückhaltung von Flüssigkeit und Natrium in den Geweben mit Schwellungen und allergische Reaktionen vor allem der Haut und Atemwege (bis zum akuten Asthmaanfall) vor. In Einzelfällen kann es sogar einmal zum Blutdruckabfall bis zum akut lebensbedrohlichen Schockzustand kommen.

Blutdruckabfall

Kopfschmerzmittel-Kopfschmerz

Als paradoxe Reaktion können Schmerzmittel nach längerem Mißbrauch den Kopfschmerzmittel-Kopfschmerz verursachen. Das erklärt sich vor allem aus der chronischen Vergiftung durch die chemischen Schmerzmittel. Versucht man, gegen diesen Kopfschmerz noch höhere Analgetikadosen einzunehmen, wird der Schmerz nicht besser, sondern verschlimmert sich. Die einzige Therapie besteht in allmählicher Entwöhnung unter fachlicher Aufsicht.

Analgetikamißbrauch kann zur Abhängigkeit führen

Das Wort Entwöhnung zeigt, daß der Mißbrauch von Analgetika zur Abhängigkeit führen kann. Häufig steht am Anfang der „Suchtkarriere“ die subjektiv positive Erfahrung, daß die Schmerzmittel rasch und bequem den Kopfschmerz beseitigen, überdies auch noch anregend oder beruhigend wirken können. Deshalb werden sie immer wieder unkritisch gebraucht, selbst bei leichteren Störungen des Befindens. Allmählich gewöhnt sich der Körper daran und baut die chemischen Wirkstoffe schneller ab. Damit die erwartete Wirkung wieder eintritt, muß die Dosis ständig erhöht werden. Schließlich verträgt man Mengen, die bei „Ungeübten“ zu schweren Gesundheitsstörungen führten.

Beim Versuch, die Schmerzmittel wieder abzusetzen, treten oft ernste Entzugserscheinungen auf, vor allem Kreislaufstörungen, Halluzinationen, Schlafstörungen, Brechreiz und Übelkeit. Deshalb muß die Entwöhnung stets unter fachlicher Aufsicht schrittweise erfolgen, bei stärkeren Entzugssymptomen meist in der Klinik. Sinnvoll ist der Entzug aber nur, wenn gleichzeitig die Ursachen der Kopfschmerzen beseitigt werden oder die Patienten zumindest lernen, ihre Schmerzen ohne Medikamente zu lindern. Unter dieser Voraussetzung bestehen sehr gute Aussichten auf dauerhafte Entwöhnung, andernfalls droht oft ein Rückfall.

Entzugserscheinungen

Die Nebenwirkungen und das Suchtrisiko der Psychopharmaka wurden weiter vorne bereits ausführlich genug beschrieben. Darauf muß hier nicht mehr eingegangen werden.

Die zahlreichen, zum Teil ernsten Gesundheitsschäden, die durch Analgetika und Psychopharmaka eintreten können, verdeutlichen eindringlich, daß solche Medikamente bei Kopfschmerz und Migräne keine Lösung darstellen. Zur vorübergehenden Intervention bei akuten Schmerzzuständen haben sie ihre Berechtigung, wenn andere Heilmittel nicht rasch und gut genug wirken. Längere Zeit darf man sie aber grundsätzlich nie gebrauchen, dazu eignen sich in der Regel nur die Heilverfahren der Naturmedizin.

!

Andere schulmedizinische Therapien

Je nach den Ursachen der Schmerzzustände wendet die Schulmedizin neben Analgetika ergänzend noch eine Reihe anderer Arzneimittel an. Frauen erhalten nicht selten Hormone, um die möglichen hormonellen Ursachen zu beeinflussen. Im Einzelfall, wenn eine hormonelle Funktionsstörung sicher nachgewiesen wurde, kann diese Therapie gut wirken. Allerdings ist noch nicht ganz klar, ob diese Wirkung nicht auch aus dem

Hormontherapie bei Frauen

Wissenschaftlich noch nicht bewiesen

Placeboeffekt (Glaube an die Wirksamkeit) zu erklären sein kann. Wissenschaftlich exakt wurde die Wirkung von Hormonen bei Kopfschmerzen und Migräne jedenfalls noch nicht bewiesen.

Keine Hormontherapie auf Verdacht!

Die Einnahme hormoneller Arzneimittel bedeutet stets einen massiven Eingriff in den komplexen Hormonhaushalt. Er läßt sich nur dann rechtfertigen, wenn man genau weiß, welche hormonellen Störungen damit behandelt werden sollen. Die Hormontherapie allein auf bloßen „Verdacht" hin läßt sich grundsätzlich nicht rechtfertigen.

Antihistaminika

Kortikosteroide

Bei allergischen Ursachen von Kopfschmerzen und Migräne verordnet die Schulmedizin verschiedene Medikamente, die allergische Reaktionen unterdrücken. Zu den wichtigsten gehören die *Antihistaminika*, die gegen das bei Allergien vermehrt ausgeschüttete körpereigene Gewebshormon Histamin wirken, und Nebennierenrindenhormone, die als *Kortikosteroide* bekannt sind und allergische Reaktionen massiv unterdrücken. Beide Medikamente führen oft zu erheblichen Nebenwirkungen, vor allem die Kortikosteroide können bei längerem Gebrauch ernste Gesundheitsschäden erzeugen.

Bei einer akuten allergischen Reaktion können sie angezeigt sein

Diese Risiken schließen nicht generell aus, daß solche Arzneimittel bei einer akuten stärkeren allergischen Reaktion einmal angezeigt sind, um die Symptomatik rasch zu unterdrücken. Zur Langzeittherapie und Heilung der Überempfindlichkeit kommen sie aber nicht in Frage. Dazu sollte der Mensch als Ganzheit naturmedizinisch behandelt werden.

Auf weitere medikamentöse Therapien der Schulmedizin muß hier nicht mehr eingegangen werden. Sie kommen seltener zur Anwendung und können im begründeten Einzelfall vorübergehend vielleicht sinnvoll sein. Das muß stets der Therapeut nach dem individuellen Krankheitsbild beurteilen.

Chronische Kopfschmerzen können meist nicht durch Operation beeinflußt werden

Manche Patienten, die chronisch an Schmerzen leiden und scheinbar nicht mehr geheilt werden können, hoffen schließlich auf chirurgische Behandlung als letzten Ausweg. Meist kann man chronische Schmerzzustände im Kopf aber nicht durch Operationen beeinflussen. Lediglich bei Hirntumoren und bei Trigeminusneuralgie kann ein chirurgischer Eingriff einmal angezeigt sein. Außerdem hilft er zum Teil jenen Patienten, deren Kopfschmerzen durch Arteriosklerose der zum Gehirn führenden Arterien verursacht werden. Wenn es sich um eine örtlich begrenzte starke Gefäßverengung handelt, ist eine Bypassoperation möglich; dabei wird das verengte Gefäß durch ein anderes Gefäß aus dem eigenen Körper oder durch eine künstliche Gefäßprothese umgangen, damit das Blut wieder besser zum Gehirn fließen kann.

Bypassoperation

Zum Teil durchtrennt man bei chronischen Kopfschmerzen auch verschiedene Nervenbahnen, z. B. die zur Regulierung der Schläfenarterien notwendigen Nerven.

Bei Frauen, die an chronischen Kopfschmerzen oder Migräne leiden, versucht man gelegentlich, durch operative Entfernung der Eierstöcke, Gebärmutter oder Gallenblase eine Besserung zu erreichen. Und nicht selten werden Zähne oder Mandeln entfernt, wenn der Verdacht besteht, daß sie als chronische Krankheitsherde zu den Schmerzzuständen beitragen.

Manchmal können derartige chirurgische Eingriffe tatsächlich dauerhaft helfen. Häufiger kommt es aber nur vorübergehend zur Besserung, danach kehren die Schmerzen wieder zurück. Eine Operation kann letztlich ja auch nicht die Ursachen der Schmerzen beseitigen, sondern lediglich die Symptomatik lindern.

Häufig kommt es nur vorübergehend zur Besserung

Aus den oben genannten Gründen muß eine Operation bei Migräne oder Kopfschmerzen sehr sorgfältig abgewogen werden. Sie kommt allenfalls dann in Frage, wenn vorher alle anderen Heilverfahren (auch die der Naturmedizin) vergeblich angewendet wurden und wenn eine realistische Chance auf anhaltende Besserung der Schmerzen nach der Operation besteht.

Ganzheitstherapie bei Kopfschmerz und Migräne

Die Schulmedizin versteht Symptome als krankhafte Zustände, die durch die Therapie möglichst bald beseitigt werden sollen, um den ursprünglichen Zustand wieder herzustellen. Das entspricht auch den Erwartungen der meisten Patienten. Natürlich versucht auch die naturgemäße Ganzheitstherapie, dem Kranken unnötige Symptome zu ersparen. Aber sie beurteilt die Krankheitszeichen in erster Linie als Folge des Ver-

Auffassung der Schulmedizin

Ziel der naturgemäßen Ganzheitstherapie

suchs des Körpers, die Ursachen einer Erkrankung zu überwinden. Deshalb steht die Unterdrückung der Symptomatik nicht im Vordergrund, und es soll auch nicht der ursprüngliche, sondern möglichst ein besserer Gesundheitszustand als vorher erreicht werden.

!

In erster Linie geht es bei der Ganzheitstherapie darum, die Krankheitsursachen umfassend zu behandeln, teils körperlich, bei Bedarf aber auch über das Seelenleben. Eine solche tiefgreifende Therapie ist naturgemäß komplexer und oft langwieriger als die schulmedizinische „Reparatur", letztlich aber besser wirksam.

3 Schritte in der Ganzheitstherapie

Aktive Mitwirkung der Patienten

Bei Kopfschmerzen und Migräne geht die Ganzheitstherapie in 3 Schritten vor. Die allgemeine Ordnungstherapie versucht, alle Verhaltensfehler zu korrigieren, die zur Krankheitsanfälligkeit beitragen. Durch die Basisbehandlung werden die Grundursachen der Schmerzzustände beeinflußt, die speziellen Naturheilverfahren richten sich dann gegen die verschiedenen individuellen Krankheitsfaktoren. Diese Therapie gelingt nur, wenn der Patient aktiv dabei mitwirkt.

Die allgemeine Ordnungstherapie

Ziel der Ordnungstherapie

Die Bezeichnung Ordnungstherapie entstand mit der Lebensreformbewegung des 19. Jahrhunderts. Ihr Ziel besteht darin, die Lebensweise wieder in ihre „natürliche Ordnung" zu bringen, damit Körper, Geist und Seelenleben harmonisch arbeiten, Krankheiten vermieden oder rasch aus eigener Kraft wieder geheilt werden können.

Grundlagen der Ordnungstherapie

Grundlagen der Ordnungstherapie bilden gesunde Vollwertkost, weitgehender Verzicht auf Genußmittel und chemische Medikamente sowie genügend Bewegung an der frischen Luft. Für die Harmonisierung des Seelenlebens sind sinnvolle Freizeit- und Urlaubsaktivitäten, regelmäßige Entspannung, Abbau von unproduktivem Streß und eine ingesamt positive Lebenseinstellung notwendig.

Alle diese Maßnahmen wirken nicht unmittelbar gegen Kopfschmerz oder Migräne. Trotzdem sind sie zur ganzheitlichen

Behandlung erforderlich, denn sie schaffen die Grundvoraussetzungen für die Heilung. Erst wenn sie im täglichen Leben als gute Gewohnheiten selbstverständlich geworden sind, können die anderen Heilverfahren gegen Kopfschmerz und Migräne optimal wirken.

Sicher lassen sich Kopfschmerzen und Migräne auch lindern, ohne daß man sich dieser Mühe der Lebensreform unterzieht. Aber es bleibt dann fraglich, ob eine dauerhafte Besserung oder Heilung eintritt. Viele Rückfälle erklären sich letztlich daraus, daß die Ordnungstherapie nicht durchgeführt wurde.

Viele Rückfälle durch nicht durchgeführte Ordnungstherapie

Reform falscher Ernährung

Wie eingangs bei den körperlichen Ursachen der Kopfschmerzen erklärt wurde, besteht oft ein Zusammenhang mit den üblichen Fehlern der Ernährung, die zur allgemeinen Verschlakkung und Übersäuerung des Körpers führen. Vor allem die übermäßige Eiweißzufuhr und der Verzehr denaturierter Kohlenhydrate können als Grundursachen chronischer Kopfschmerzen eine gewichtige Rolle spielen, die von der Schulmedizin kaum beachtet wird. Eine Reform solcher Ernährungsfehler, die ja auch ein Risiko für die Gesundheit insgesamt darstellen, ist unverzichtbar, will man nicht nur Symptome unterdrücken.

Übermäßige Eiweißzufuhr und denaturierte Kohlenhydrate können Ursachen chronischer Kopfschmerzen sein

Bei Kopfschmerzen und Migräne sind keine speziellen Ernährungsformen notwendig. Die Kost soll den Grundsätzen der vollwertigen Ernährung folgen, die vor allem von den großen Ernährungsreformern Dr. Maximilian Bircher-Benner und Professor Werner Kollath erarbeitet und wissenschaftlich untermauert wurden. Dafür gelten die folgenden einfachen Regeln:

Keine speziellen Ernährungsformen notwendig

Regeln für vollwertige Ernährung

- Die Nahrungsmittel sollen möglichst aus biologischem Anbau und artgerechter Tierhaltung stammen, damit man keine vermeidbaren chemischen Rückstände aufnimmt.

Biologischer Anbau

- In den Nahrungsmitteln sollen sich möglichst keine chemischen Lebensmittelzusätze (z. B. Aroma-, Farb-, Konservierungsstoffe) befinden, weil sie zur unnötigen Giftbelastung des Körpers führen und überdies oft allergische Reaktionen provozieren.

Keine chemische Zusätze

- Den Hauptanteil der täglichen Kost bilden vollwertige pflanzliche Kohlenhydrate, also Obst, Gemüse, Salate,

Pflanzliche Kohlenhydrate

Kartoffeln, Vollreis und Vollkornprodukte; mindestens 30 % davon werden roh verzehrt, denn Rohkost enthält als „lebendige Nahrung“ am meisten Vitalstoffe und trägt mit zur regelmäßigen Entgiftung und Entschlackung bei.

Höchsten 60 g Fett pro Tag

- Der Fettverzehr, der in der üblichen Zivilisationskost 130 g und mehr am Tag beträgt, wird auf höchstens 60 g verringert, wobei man pflanzliche Öle mit hochungesättigten Fettsäuren bevorzugt; abzuziehen sind noch 15–20 g „versteckte“ Fette, die sich bereits in den Nahrungsmitteln befinden, als Koch- und Streichfett dürfen also täglich nur 40–45 g verwendet werden (Tabelle s. Seite 131).

Fleisch nur 2–3mal pro Woche

- Fleischwaren sollen nur 2–3mal wöchentlich verzehrt werden, wenn man sich nicht ganz vegetarisch ernähren will; sie werden nur mäßig als Beilagen, nicht als Hauptgericht verzehrt, wobei alle Produkte mit Schweinefleisch möglichst strikt zu meiden sind.

Gesäuerte Milchprodukte

- Um den Bedarf an hochwertigem Eiweiß zu decken und gleichzeitig die Darmflora zu pflegen und die Entschlakkung über den Darm anzuregen, eignen sich gesäuerte Milchprodukte (wie Sauermilch, Joghurt, Kefir) am besten; obwohl sie gesäuert sind, entsteht dadurch keine Übersäuerung des Körpers, denn es kommt nicht darauf an, ob ein Lebensmittel säuerlich schmeckt, sondern darauf, wie reichlich daraus im Stoffwechsel Säuren entstehen.

Diese wenigen Grundregeln enthalten praktisch alle Empfehlungen für eine gesunde Vollwertkost.

Zur Umstellung der üblichen Ernährungsweise benötigt man aber einschlägige Kochbücher mit Beispielen für Kostpläne und vielen Rezepten. Daran kann sich der Anfänger orientieren, bis die Vollwertkost selbstverständlich geworden ist.

Vollwertige Kost muß nicht langweilig und fad schmecken

Sie werden beim Blick in solche Kochbücher gleich feststellen, daß vollwertige Kost keineswegs fad und langweilig schmecken muß, sondern abwechslungsreich und wohlschmeckend zusammengestellt werden kann. Wenn man sich erst einmal daran gewöhnt hat, wird man der Zivilisationskost nicht nachtrauern.

Einen Speiseplan für 5 Tage finden Sie ab Seite 132.

Umgang mit Genuß- und Arzneimitteln

Vorsicht bei chemischen Arzneimitteln

Bei Neigung zu Kopfschmerzen und Migräne ist Vorsicht beim Umgang mit allen Arzneimitteln geboten, die chemische Wirkstoffe enthalten. Bei entsprechender Empfindlichkeit können sie nämlich Kopfschmerzen erzeugen, zum Teil auch einen Migräneanfall provozieren. Außerdem erhöhen die chemischen Substanzen zwangsläufig die Giftbelastung des Körpers, ein Grund mehr zur Vorsicht.

Natürlich bedeutet das keinesfalls, daß ein vom Therapeuten verordnetes Medikament nicht eingenommen werden soll, das könnte lebensbedrohlich werden. Vor der Verordnung muß der Therapeut aber auf die Neigung zu Kopfschmerzen oder Migräne hingewiesen werden, damit er das bei der Auswahl berücksichtigen kann.

Keine Selbsthilfe mit chemischen Arzneimitteln

Zur Selbsthilfe sollten chemische Arzneimittel grundsätzlich nicht verwendet werden, allenfalls vorübergehend einmal bei leichteren Gesundheitsstörungen, wenn man aus früherer Erfahrung weiß, daß ein Medikament gut vertragen wird. Nach Möglichkeit sollte die Selbsthilfe aber zumindest mit dem Apotheker besprochen werden. In der Regel kommt man bei leichteren Gesundheitsstörungen jedoch auch mit einfachen Hausmitteln gut aus.

Süßigkeiten und Schokolade

Auch die verschiedenen Genußmittel können bei Kopfschmerzen und Migräne problematisch werden. Denaturierte Kohlenhydrate, vor allem Süßigkeiten, tragen oft mit zur Übersäuerung des Körpers bei, Schokolade führt nicht selten zu allergischen Reaktionen mit Kopfschmerzen. Darauf soll weitgehend verzichtet werden.

Kaffee und Schwarztee

Die anregenden Genußmittel Kaffee und Schwarztee bewirken auch Reaktionen des Gefäßsystems. Das kann im Einzelfall bei Kopfschmerzen und Migräne günstig sein, starker schwarzer Kaffee unterbricht unter Umständen sogar einen beginnenden akuten Migräneanfall. Jeder Patient muß selbst feststellen, ob er diese Genußmittel verträgt.

Zu reichcher Koffeingenuß kann zu starken Kopfschmerzen führen

Limonaden meiden

Fest steht jedenfalls, daß zu reichlicher Koffeingenuß zu starken Kopfschmerzen führen kann. Deshalb soll die Tagesdosis auf 1–2 Tassen Kaffee oder Schwarztee beschränkt werden. Koffeinhaltige Limonaden dagegen meidet man völlig, denn sie enthalten Zucker oder chemische Süßstoffe, die bei Kopfschmerzen und Migräne nicht zu empfehlen sind.

Alkohol

Alkohol kann entspannen, für die oft chronisch verkrampfte Migräne- und Kopfschmerzkranken grundsätzlich eine günstige Wirkung. Er verändert aber auch die Gefäßregulation, was unter Umständen schon in geringer Dosis Kopfschmerzen und Migräne provoziert. Außerdem gilt er als Leber- und Nervengift, ebenfalls eine mögliche Ursache für Schmerzanfälle. Nicht zuletzt können Alkoholika allergische Reaktionen mit Kopfschmerzen verursachen.

Keine Bedenken gegen mäßigen Genuß von Bier und Wein

Streng verzichten muß man bei Kopfschmerz und Migräne nicht auf Alkohol. Wenn leichte alkoholische Getränke, vor allem Bier und Wein, gut vertragen werden, bestehen gegen den gelegentlichen mäßigen Genuß keine Einwände. Aber es muß wirklich beim mäßigen Konsum bleiben, sonst drohen häufig Kopfschmerzen und Migräneanfälle. Wer Alkohol schlecht verträgt, sollte völlig darauf verzichten.

Nikotin

Gewohnheitsraucher leiden häufig an chronischen Kofschmerzen

Keine Toleranzgrenze gibt es beim Nikotin. Schon der mäßige Konsum, ja sogar das Passivrauchen, löst nicht selten akute Kopfschmerzen oder Migräneanfälle aus. Gewohnheitsraucher leiden häufig an chronischen Kopfschmerzen. Abgesehen davon begünstigt Nikotin zusammen mit den anderen Schadstoffen im Rauch zahlreiche Gesundheitsstörungen, wie Arteriosklerose, Bluthochdruck, Herzinfarkt und Bronchialkrebs.

Entzugserscheinungen werden oft übertrieben

Am besten fängt man mit dem Rauchen überhaupt nicht an oder gibt es wieder auf, wenn man allmählich die Dosis steigert. Die Entzugssymptome, die nach dem Verzicht auftreten, werden oft übertrieben. Die wenigen Tage, an denen man sich nach dem Aufgeben des Rauchens etwas unwohler fühlt, sollte man für die bessere Gesundheit danach durchhalten. Wer es aus eigener Kraft nicht schafft, kann fachliche Hilfe suchen, am besten in einer Gruppe unter Leitung eines Therapeuten.

Regelmäßig ausreichende Bewegung

Wirkungen des Bewegungsprogramms

Durch Bewegung an der frischen Luft nimmt man mehr Sauerstoff auf und verbessert seinen Transport mit dem Blut durch den ganzen Körper; außerdem wird die Regulation der Blutgefäße trainiert. Diese Hauptwirkungen empfehlen das regelmäßige Bewegungsprogramm unbedingt zur Ordnungstherapie bei Kopfschmerzen und Migräne.

Damit eine optimale Wirkung erzielt wird, muß das Trainingsprogramm richtig zusammengestellt und regelmäßig absolviert werden. Wer nur gelegentlich einmal einige Übungen durchführt, kann dadurch natürlich keine nennenswerte Wirkung erzielen. Mindestens ebenso schlimm wirkt es sich aber auch aus, wenn das Training übertrieben wird. Es gilt, ein vernünftiges, der individuellen Belastbarkeit angemessenes Trainingsprogramm zusammenzustellen, das ausreichend beansprucht, aber nicht überfordert, außerdem auch noch Spaß macht. Dazu gilt grundsätzlich:

Regelmäßig trainieren

- Jeden Tag führt man 2mal je 5–10 Minuten Gymnastik für Bauch, Rücken, Arme und Beine unter offenem Fenster oder im Freien durch; dazwischen können noch kurze Übungen eingeschoben werden, um Fehl- und Zwangshaltungen zum Beispiel bei der Arbeit auszugleichen, damit es nicht zu Muskelverspannungen mit Kopfschmerzen kommt.

Gymnastik

- Jeden 2. Tag übt man zusätzlich mindestens 30 Minuten (ungeübte Anfänger zunächst kürzer) Ausdauersport im Freien. Dazu eignen sich alle Sportarten, die den Körper maßvoll beanspruchen und möglichst viele Muskelgruppen üben, vor allem flottes Gehen, Jogging, Radfahren und Schwimmen. Die Kraftsportarten, die kurze hohe Anstrengung erfordern, sind zum Gesundheitstraining nicht geeignet.

Ausdauersport im Freien

- Darüber hinaus nutzt man die Freizeit für längere Spaziergänge, Wanderungen und Radtouren, die das regelmäßige Gymnastik- und Sportprogramm ergänzen.

Spaziergänge und Radtouren

Oft empfiehlt es sich, einer Sport- und Gymnastikgruppe beizutreten, um dort unter fachlicher Anleitung das Training zu erlernen. Zumindest benötigt man aber einschlägige Literatur, aus der man sich die persönlich zusagenden Übungen aussucht.

Wie stark man sich beim Training belasten darf, hängt vom individuell unterschiedlichen Leistungsvermögen ab. Als Grundregel gilt: Der Puls soll sich durch die Anstrengung auf 170–180 Schläge pro Minute minus Lebensalter erhöhen, bei einem 40jährigen also zum Beispiel auf 130–140 Pulsschläge. Wer zwischendurch nicht immer wieder den Puls kontrollieren will, kann auch von der einfachen Faustregel ausgehen: Das Training soll zwar die Atmung beschleunigen, aber man darf nicht derart außer Atem geraten, daß man sich nicht mehr unterhalten könnte, sonst überfordert die Anstrengung.

Grundregel für den Pulsschlag

Wer schon längere Zeit nicht mehr trainierte, über 35 Jahre alt ist oder an einer Krankheit leidet, muß vor dem Beginn des Bewegungsprogramms eine Untersuchung veranlassen. Nach deren Befund richtet sich dann das individuell richtige Trainingspensum.

Freizeit- und Urlaubsgestaltung

Gerade für Kopfschmerz- und Migränekranke, die sich häufig nicht mehr richtig entspannen können, spielt der vernünftige Wechsel zwischen Anspannung und Freizeit eine wichtige Rolle. Nach Feierabend, am Wochenende und im Urlaub sollen Spannungen und Verkrampfungen abgebaut werden, damit sich auch die Regulation der Blutgefäße wieder normalisiert.

An Freizeit und Urlaub besteht heute bei uns kein Mangel mehr, die Arbeitszeit ist kürzer, die Freizeit länger als je zuvor. Für Kopfschmerz- und Migränekranke erweist sich das aber nicht immer als günstig, in der freien Zeit erleben viele häufiger Schmerzanfälle. Das hängt nicht zuletzt auch davon ab, wie man die freie Zeit gestaltet. Für den einen kann sie vielleicht tödlich langweilig sein, was nicht selten zum Mißbrauch von Alkohol und anderen Genußmitteln verführt. Andere versuchen vielleicht, in der Freizeit und im Urlaub möglichst viel zu erleben, und setzen sich dadurch unter hohen Streß, der die Entspannung verhindert.

Schmerzanfälle in der Freizeit

Es wäre verfehlt, „Rezepte" zur sinnvollen Freizeit- und Urlaubsgestaltung zu geben. Jeder muß die freie Zeit so ausfüllen, wie es seinen persönlichen Bedürfnissen, Neigungen und Interessen entspricht. Vor allem die Anlagen und Fähigkeiten, die im Berufsalltag verkümmern, sollten in der Freizeit gepflegt werden. Das darf durchaus einen gewissen Streß ausüben, aber nicht überfordern.

Ob man viele Ausflüge unternimmt, Konzerte oder Theater besucht, ein Hobby pflegt oder zwischendurch auch einmal einfach faulenzt – alles ist möglich, was Freude macht und den Streß des Alltags ausgleicht. Zu vermeiden sind nur dauernde Inaktivität, etwa das passive „Braten" in der Sonne am Strand, oder Überaktivitäten, wie Sightseeing-Touren, bei denen man im Eilzugtempo halbe Kontinente durchreist. Solche Formen

Zu vermeiden sind dauernde Inaktivität...

der Freizeit- und Urlaubsgestaltung dienen nie der Erholung. Nehmen Sie sich Zeit, in sich hinein zu hören, um zu erkennen, was Sie mit der freien Zeit sinnvoll anfangen wollen. Es werden viele Einfälle und Wünsche auftauchen. Wählen Sie daraus die aus, die Ihnen im Augenblick wichtig genug erscheinen, und gehen Sie dann daran, sie konsequent zu realisieren. Begehen Sie dabei aber nicht den Fehler, nun die gesamte Freizeit zu verplanen. Es muß genügend Freiraum für Spontaneität und Nichtstun bleiben, sonst entstehen wieder Zwänge und Spannungen.

...oder Überaktivitäten

Kopfschmerz- und Migränekranken fällt es erfahrungsgemäß besonders schwer, einfach einmal zu faulenzen und Spontaneität zuzulassen. Das erklärt sich aus den weiter vorne beschriebenen Eigenschaften ihrer Persönlichkeit. Aber man kann das wieder lernen. Dabei hilft eine der Entspannungsmethoden, die im nächsten Kapitel vorgestellt werden, meist am besten.

Nicht die gesamte Freizeit verplanen

Entspannung und Streßabbau

Chronische innere Anspannung gehört zu den wichtigsten psychischen Faktoren, die zu Kopfschmerz und Migräne beitragen. Deshalb empfiehlt es sich praktisch immer, zur Ordnungstherapie eine Entspannungsmethode zu erlernen. Zwar gehört Entspannung zu den Fähigkeiten, die jeder Mensch von Natur aus beherrscht, aber vielen gelingt das nicht mehr. Sie müssen die Entspannung erst durch ein spezielles Training wieder erlernen.

Chronische innere Anspannung ist ein Hauptfaktor für Kopfschmerz und Migräne

Es führte im Rahmen dieses Buchs zu weit, die verschiedenen Entspannungstechniken ausführlich darzustellen. Dazu gibt es genügend einschlägige Literatur. Wir beschreiben kurz einige Methoden zur Information. Die praktische Erfahrung lehrt, daß es nicht so sehr auf die Technik ankommt; wichtig ist vor allem die gute Motivation und das regelmäßige Training. Unter diesen Voraussetzungen kann jede Entspannungsmethode zum Erfolg führen.

Autogenes Training (kurz AT)

Autogenes Training

fand bei uns die meisten Anhänger, weil es systematisch aufgebaut ist und deshalb leicht erlernt werden kann. Eingeführt wurde die Methode Anfang der 30er Jahre von dem Berliner Nervenarzt Professor Johannes Heinrich Schultz. Das Training beruht auf seiner Erfahrung, daß viele Menschen, die sich einer Hypnosetherapie unterziehen, nach einiger Zeit auch in der Lage sind, sich durch bestimmte Vorstellungen selbst in Entspannung zu versetzen.

AT-Unterstufe

Die AT-Unterstufe besteht aus 6 Übungen. Jede wird 2 Wochen lang trainiert, so daß man nach 12 Wochen alle Übungen kennt. Die optimale Wirkung erreicht man aber nur, wenn danach konsequent weiter geübt wird, bis sich die Entspannung immer schneller einstellt. Schließlich genügt eine einzige Vorstellung, die alle 6 einzelnen zusammenfaßt, um praktisch auf Kommando auf innere Ruhe und tiefe Entspannung umzuschalten. Das ist bei Migräne und Kopfschmerzen sehr wichtig, denn durch die sofortige Entspannung bei den ersten Anzeichen eines Schmerzanfalls gelingt es nicht selten, den Anfall noch zu unterbrechen.

Sofortige Entspannung ist bei Migräne und Kopfschmerzen sehr wichtig

In den ersten beiden Trainingswochen führt man durch Vorstellung ein Gefühl von Schwere im rechten Arm herbei. Danach wird 2 Wochen lang im gleichen Arm durch Vorstellung ein Wärmegefühl erzeugt. Schwere und Wärme dehnen sich später automatisch vom Arm in den gesamten Körper aus und entspannen ihn vollständig.

Ab der 5. Woche beruhigt man die Herzfunktionen, ab der 7. Woche wird durch Vorstellung (also nicht willentlich) die Atmung harmonisiert und vertieft. In der 9. und 10. Woche übt man das Wärmegefühl im Leib zur Entspannung der Bauchorgane. Die letzte Übung in der 11. und 12. Woche erzeugt schließlich ein Gefühl der leichten Kühle auf der Stirn, mit dem die Entspannung vollendet wird.

Unter fachlicher Anleitung erlernen

Autogenes Training wurde zwar zur Selbsthilfe konzipiert, erlernt werden soll die Technik aber unter fachlicher Anleitung. Kurse werden heute von praktisch allen Volkshochschulen und zum Teil auch von Krankenkassen angeboten. Wer den Einzelunterricht vorzieht, findet leicht einen Mediziner oder Psychotherapeuten, der AT vermittelt.

Grundsätzlich empfiehlt es sich, AT lebenslang mindestens

Mindestens einmal täglich üben

einmal täglich zu üben, damit man ständig im Training bleibt und die tiefe Entspannung bei Bedarf jederzeit herbeiführen kann, um zum Beispiel Kopfschmerzen oder einen akuten Migräneanfall zu lindern. Die tägliche Entspannung dient außerdem der allgemeinen Gesundheitsvorsorge.

Progressive Relaxation

Progressive Relaxation

wurde in den 30er Jahren von dem amerikanischen Professor Edmund Jacobson eingeführt. Im angloamerikanischen Sprachraum fand die Technik ähnlich viel Beachtung wie bei uns AT. Inzwischen wird sie auch im deutschsprachigen Raum häufiger angewendet.

Die Entspannung wird unmittelbar erlebbar gemacht

Die Methode ist ebenfalls systematisch aufgebaut, darin ähnelt sie dem AT. Die Entspannung führt man aber nicht allein durch Vorstellungen herbei, sondern macht sie unmittelbar erlebbar. Beim Training werden die einzelnen Muskelgruppen nämlich zuerst bewußt kurz angespannt und danach wieder bewußt gelockert, damit man die Entspannung spürt. Nach einiger Übung tritt dadurch eine tiefe Entspannung ein. Die Technik hilft vor allem den Menschen, die sich allein durch Vorstellungen schwer entspannen können.

Anspannung und Lockerung der Muskeln

Die bewußte Anspannung und Lockerung der Muskulatur erfolgt systematisch Schritt für Schritt, beginnend mit den Armen. Danach werden die Füße und Beine, später die Brust, Schulter-, Bauch- und Rückenmuskeln, schließlich die Hals-Nacken-Muskulatur entspannt. Bei der letzten Übung lockert man die mimische Muskulatur des Gesichts.

Wenn diese Übungen die Hauptmuskeln des gesamten Körpers gelockert haben, teilt sich die Entspannung automatisch auch den anderen Muskeln mit, die nicht bewußt angespannt und entspannt wurden. Bei Ungeübten können manchmal zunächst Muskelverkrampfungen entstehen, deren Ursachen vom Therapeuten geklärt werden müssen.

Auch die progressive Relaxation muß im Einzel- oder Gruppenkurs unter fachlicher Anleitung erlernt werden. Wenn man die Technik gut beherrscht, wird sie wie AT regelmäßig zur Gesundheitsvorsorge und bei Bedarf zur Linderung von Kopfschmerzen und Migräne angewendet.

Benson-Entspannungstechnik

Benson-Entspannungstechnik

wurde von den amerikanischen Ärzten Benson und Wallace entwickelt. Die Übungen sind einfach und eignen sich gut zur Selbsthilfe, insbesondere dann, wenn allein durch Vorstellungen keine tiefe Entspannung erreicht wird. Mittlerweile wendet man die Methode auch bei uns häufiger an.

Die Zahlen 1 und 2 werden mit der Atmung kombiniert

Die Technik beruht auf Erfahrungen mit Meditation und erinnert an die Mantras, die indische Yogis zur Meditation gebrauchen. Anstelle dieser aus einfachen, sinnlosen Wörtern bestehenden Mantras verwendet die Benson-Methode nur die Zahlen 1 und 2, die mit der Atmung kombiniert werden.

Training

Zum Training legt man sich ruhig und entspannt nieder und konzentriert sich auf die Atmung, die man einfach kommen und gehen läßt, ohne willentlich Einfluß darauf zu nehmen. Allein durch die Konzentration auf die zwanglose Atmung erreicht man bereits eine gewisse Entspannung mit Beruhigung und Vertiefung der Atmung. Sobald diese Wirkung spürbar wird, stellt man sich beim Einatmen „Eins – einatmen" und beim Ausatmen „Zwei – ausatmen" vor (nicht laut sprechen). Diese monotone Vorstellung im Rhythmus der Atmung vertieft die Entspannung zunehmend, bis Körper, Geist und Seelenleben tief entspannt sind.

Die Übung sollte zunächst kurz unter fachlicher Anleitung erlernt und dann (wie AT) täglich trainiert werden. Nach praktischer Erfahrung kann man dadurch auch Kopfschmerzen und Migräne vorbeugen und akute Anfälle gut beeinflussen.

Weitere Entspannungstechniken

Als weitere Techniken zur Entspannung seien noch Selbsthypnose, Yoga, transzendentale Meditation und ähnliche Meditationstechniken genannt. Es erübrigt sich, sie noch näher vorzustellen, da sie alle nach fachlicher Anleitung erlernt werden müssen. Wenn man sich von solchen Techniken angesprochen fühlt, sollte man sie auch verwenden, denn eine positive Einstellung zur Entspannungsmethode ist sehr wichtig für den Erfolg.

Streß ist lebenswichtig

Die Fähigkeit zur tiefen Entspannung bildet auch eine Grundvoraussetzung für den richtigen Umgang mit Streß. Man darf Streß nie pauschal als schädlich beurteilen. Im richtigen Maß ist er lebenswichtig, beflügelt zu ungeahnten Leistungen und aktiviert die Kreativität. Entscheidend kommt es immer darauf an, wie man auf Streß reagiert. Das richtige Streßmanagement

Maßnahmen für ein richtiges Streß-management

läßt sich erlernen. Dazu sind die folgenden Maßnahmen notwendig:

- Steigerung der individuellen Streßtoleranz, also der Belastung, die man ohne Gesundheitsrisiko erträgt. Dazu ist vor allem regelmäßige Bewegung und gesunde Ernährung erforderlich, die das Leistungsvermögen verbessern.
- Kontrolle der Streßreaktionen, die man allerdings nicht bewußt beherrschen kann, weil sie automatisch ablaufen. Indirekt lassen sich die körperlichen und seelisch-nervösen Reaktionen auf Streß aber doch kontrollieren, wenn man eine Entspannungstechnik beherrscht. Dadurch kann man das vegetative Nervensystem so beeinflussen, daß bei Streß keine überschießenden Reaktionen mehr auftreten; bei akutem Streß läßt sich durch tiefe Entspannung sofort wieder mehr innere Ruhe und Gelassenheit herbeiführen.
- Abbau aller unproduktiven, vermeidbaren Streßbelastungen, die nur unnötig Kraft und Energie kosten. Dazu muß man selbstkritisch den privaten und beruflichen Lebensbereich analysieren, um alle überflüssigen Streßfaktoren zu erkennen und auszuschalten. Im Beruf kann man zum Beispiel versuchen, mehr Arbeiten zu delegieren, sich nicht immer mehr Aufgaben aufhalsen zu lassen, um vielleicht die eigene Bedeutung zu unterstreichen. Im Privatleben sind es oft ungelöste Probleme und schwelende zwischenmenschliche Konflikte, die unnötig belasten, wenn sie nicht angegangen und bewältigt werden. Jeder muß selbst erkennen, welchen Streß er abbauen kann, um sich nicht zu verzetteln, sondern auf die wirklich wichtigen Aufgaben zu konzentrieren.

Migränekranke setzen sich häufig selbst unter hohen Streß

Migräne- und teilweise auch Kopfschmerzkranke setzen sich häufig selbst unter hohen Streß, der sich zum Beispiel aus ihrem übersteigerten Ehrgeiz und Perfektionismus erklärt. Da die Wurzeln solcher Anforderungen an sich selbst oft weit in die Kindheit zurückreichen, kommt man nicht immer aus eigener Kraft darüber hinweg. Dann sollte eine fachliche Psychotherapie durchgeführt werden.

Positive Lebenseinstellung

Wenn man häufig unter Schmerzen leidet, fällt es verständlicherweise schwer, eine positive Einstellung zum Leben zu bewahren. Hinzu kommt, daß Kopfschmerz- und Migränekranke nicht selten an Depressionen und/oder Angstzuständen leiden, die ebenfalls der positiven Lebenseinstellung entgegenstehen.

Jeder Mensch muß seinen eigenen Weg finden

Bequeme „Rezepte", nach denen man trotz solcher Belastungen zu einer positiven Grundeinstellung gelangen kann, gibt es nicht. Jeder Mensch muß seinen individuell richtigen Weg dazu finden. Eine fachliche Psychotherapie kann dabei helfen, ist aber nicht unbedingt erforderlich.

Kopfschmerzen und Migräne sollten als gegeben angenommen werden

Besonders wichtig für eine positive Lebenseinstellung ist es vor allem, Kopfschmerzen und Migräne zunächst als gegeben anzunehmen, damit sie das Seelenleben nicht dauernd belasten. Das fällt natürlich schwer, aber indem man sich nicht immer wieder gegen dieses Schicksal auflehnt, baut man innere Spannungen ab und eröffnet sich Möglichkeiten zur positiveren Lebensgestaltung trotz der Schmerzen. Dabei hilft es gut, wenn man eine Entspannungstechnik beherrscht, denn in tiefer Entspannung können positive Vorstellungen besonders gut eingeprägt werden.

Zur Autosuggestion gegen Kopfschmerzen und Migräne eignen sich zum Beispiel die folgenden Vorstellungen:

Vorstellungen gegen Kopfschmerzen und Migräne

- „Schmerzen vollkommen gleichgültig – ich lebe mit Lust und Freude."
- „An jedem Ort, zu jeder Zeit: Ruhe und Gelassenheit – Schmerz vollkommen gleichgültig."

Sie können versuchen, ob diese beiden beispielhaften Formeln Ihnen helfen, aber auch individuell besser geeignete Vorstellungen zur positiven Autosuggestion verwenden. Die Suggestionsformeln werden 2mal täglich eingeprägt; dazu versetzt man sich zunächst in tiefe Entspannung, dann wiederholt man die Vorstellung etwa 30mal im Geist. Durch beharrliches Training setzt sich die Wirkung solcher Autosuggestionen allmählich immer deutlicher durch.

Es gibt genügend einschlägige Literatur zum positiven Denken, mit dem man eine positivere Lebenseinstellung erarbeitet. Auch Kurse werden dazu angeboten, z. B. von Volkshochschulen. Nutzen Sie solche Möglichkeiten, damit die Schmerzen nicht das ganze Leben ungünstig verändern.

Natürlich bedeutet positives Denken nicht, daß man lernen soll, mit den ständigen Schmerzen zu leben. Alle therapeutischen Möglichkeiten sollen ausgeschöpft werden, damit die Schmerzursachen beseitigt werden können. Aber das gelingt meist leichter, wenn eine positive Grundeinstellung zum Leben besteht.

Naturmedizinische Basisbehandlung

Versuch, die Grundursachen von Kopfschmerzen und Migräne zu beseitigen

Die allgemeine Ordnungstherapie schafft die Grundvoraussetzungen für die Wiederherstellung und Erhaltung der Gesundheit. Darauf baut die naturmedizinische Basisbehandlung auf, die versucht, die Grundursachen von Kopfschmerzen und Migräne zu beseitigen. Besonders wichtig sind dabei verschiedene Diätmaßnahmen, Neuraltherapie, Sanierung der oft gestörten Darmflora, Behandlung allergischer Reaktionen und die psychosomatische Hilfe. Außerdem muß geprüft werden, ob „Erdstrahlen“ und Elektrosmog im Einzelfall eine Rolle spielen, damit diese Ursachen ebenfalls vermieden werden können.

Diese umfassende Grundbehandlung wird zum Teil als Selbsthilfe durchgeführt. Sie soll aber immer mit dem naturmedizinischen Therapeuten abgesprochen werden. Er kann am besten beurteilen, welche Maßnahmen im Einzelfall angemessen und notwendig sind.

Grundbehandlung durch Diät

Die Schulmedizin hält eine Diätbehandlung für überflüssig

Für die Naturmedizin ist Diät eine wichtige Basistherapie

Eine Diätbehandlung bei Migräne und Kopfschmerzen hält die offizielle Medizin für überflüssig. Allenfalls bei Allergie gegen bestimmte Nahrungsmittel wird zu einer Ernährungsweise geraten, die diese vermeidet. Die Naturmedizin dagegen versteht die Diät als wichtige Basistherapie. Insbesondere wirkt sie umstimmend auf die körpereigenen Selbstheilungsregulationen, die gegen die Schmerzursachen aktiviert werden, fördert die Entschlackung und Entgiftung und beeinflußt indirekt auch das vegetative Nervensystem und Seelenleben günstig.

Umstellung auf Vollwertkost

In leichteren Fällen genügt es, die übliche falsche Zivilisationskost auf gesunde Vollwerternährung umzustellen, wie es bei der allgemeinen Ordnungstherapie beschrieben wurde. Diese immer notwendige Ernährungsreform wirkt aber meist besser, wenn sie durch eine kurze Diätkur eingeleitet wird. In der Regel dauert eine solche Kur 4–7 Tage, länger soll sie nur nach fachlicher Anweisung durchgeführt werden.

Es gibt 3 Möglichkeiten der Diätkur bei Kopfschmerz und Migräne: Kurzfasten, Rohkost- und Saftfasttage. Die strenge Fastenkur, bei der man nur reichlich Flüssigkeit zu sich nimmt, wirkt besonders tiefgreifend, bleibt deshalb aber fachlicher Verordnung vorbehalten. Zur Selbsthilfe eignen sich nur Rohkost- und Saftfastenkuren, die jetzt kurz vorgestellt werden. Zur ausführlichen Information verweisen wir auf die einschlägige Literatur.

Rohkost- und Saftfasten

Vorkurtag

Der *Vorkurtag* steht am Beginn der Rohkost- oder Saftfastenkur. An diesem Tag nimmt man nur noch 1000–1200 Kalorien zu sich, verzichtet völlig auf tierische Nahrung und Fette sowie denaturierte Kohlenhydrate. Morgens verzehrt man zum Beispiel Müsli mit Obst, mittags viel Rohkost, gedünstetes Gemüse mit Kartoffeln oder Vollkornteigwaren, abends wieder reichlich Rohkost, Vollkornbrot und Quark oder Joghurt. Die Flüssigkeitszufuhr wird auf 2 l erhöht, was man auch während der Kurtage beibehält; am besten eignet sich kochsalz-, kohlensäure- und nitratarmes Mineralwasser. Auf Alkohol und Nikotin muß strikt bis zum Ende der Kur verzichtet werden.

Rohkostkur ist eine milde Fastenform

Rohkostkur bedeutet eine milde Form des Fastens, bei der man 4–7 Tage lang nur frisches Obst, rohes Gemüse und Salate (je nach Angebot der Jahreszeit) verzehrt. Der Bedarf an Rohkost wird täglich frisch eingekauft und soll aus biologischem Anbau stammen. Die tägliche Menge liegt zwischen 500 und 800 g, am besten je etwa 1/3 Obst, Gemüse und Salate. Man stellt die Rohkost abwechslungsreich aus verschiedenen Sorten zusammen. Zu Salaten und rohem Gemüse kann eine Marinade aus Magerjoghurt mit Kräutern verwendet werden.

Die Rohkost wird auf 5 gleiche Portionen über den Tag verteilt. Jede Portion bereitet man frisch zu. Zuerst wird die Rohkost gründlich unter kaltem Wasser gereinigt, dann zerlegt man sie bei Bedarf in mundgerechte Stücke. Zu fein zerkleinert oder gar püriert darf sie nicht werden, denn das Gebiß soll ausreichend beansprucht werden. Gleich nach der Zubereitung verzehrt man die Rohkost in kleinen Bissen, die jeweils gründlich gekaut und eingespeichelt werden.

Saftfastenkur

Die *Saftfastenkur* dauert ebenfalls 4–7 Tage und wirkt ähnlich wie die Rohkostkur. Manche Menschen bevorzugen sie aus Geschmacksgründen, andere auch, weil sie feste Rohkost nicht so gut vertragen. Der Tagesbedarf an Säften beträgt 0,75 l, am besten je 0,3 l Obst- und Gemüsesäfte und 0,15 l Kräutersäfte. Da die Zubereitung der Säfte aus Rohkost einige Mühe bereitet, bevorzugt man naturbelassene Säfte aus dem Reformhaus. Eine abwechslungsreiche Zusammenstellung aus verschiedenen Säften ist notwendig, damit möglichst viele Vitalstoffe zugeführt werden.
Die Einnahme erfolgt in 5 gleichen Portionen über den Tag verteilt. Die Säfte können nach Geschmack einzeln oder miteinander gemischt eingenommen werden. Zu beachten ist dabei, daß man immer nur einen kleinen Schluck nimmt, der wie guter Wein im Mund „gekaut" wird, damit der Speichel die Inhaltsstoffe besser auf die Verwertung vorbereitet.

Die vegetarische Ernährung sollte nach einer Diätkur mehrere Wochen beibehalten werden

Nach einer Diätkur empfiehlt es sich, noch mehrere Wochen eine vegetarische Ernährung einzuhalten. Dadurch wird die Nachwirkung der Kur gefördert. Vielleicht nimmt man die Kur aber auch zum Anlaß, die Ernährung konsequent auf vegetarische Kost umzustellen. Jedenfalls dürfen die früheren Fehler der Zivilisationskost nicht beibehalten werden, sonst hält die Wirkung der Kur nicht lange an. Eine Umstellung auf die bei der allgemeinen Ordnungstherapie genannte Vollwertkost ist immer erforderlich.

Entschlackung und Entgiftung

Rohkost- und Saftkuren üben schon einen gut entschlackenden und entgiftenden Reiz auf die Ausscheidungs- und Entgiftungsorgane aus. Er genügt aber nicht immer, um die seit Jahren eingelagerten Schlacken und Giftstoffe schnell genug auszuscheiden. Zur stärkeren Anregung können nach Rücksprache mit dem Therapeuten noch einige zusätzliche Maßnahmen angezeigt sein.

Die gründliche Entschlackung des Darms ist wichtig

Wichtig ist vor allem die gründliche Entschlackung des Darms. Da die übliche Zivilisationskost zu wenig Ballaststoffe enthält, sind bei vielen Menschen die Darmwände regelrecht mit Schlacken „verkleistert", die allein durch Rohkost- und Saftkuren nicht ausreichend entfernt werden. Deshalb ist ausnahmsweise zur Kurergänzung ein Abführmittel angebracht

Glaubersalz

(normalerweise dürfen Abführmittel bekanntlich nicht verwendet werden). Bevorzugt gebraucht man Glaubersalz, das alle 2 Tage morgens gleich nach dem Aufstehen verabreicht wird; die Zubereitung der Salzlösung erfolgt nach Gebrauchsanweisung. Schon bald nach der Einnahme kommt es zur gründlichen Stuhlentleerung, der im Lauf der Tages noch weitere folgen können. Insgesamt soll Glaubersalz nicht häufiger als 5mal (also über einen Zeitraum von 10 Tagen) angewendet werden, sofern der Therapeut nichts anderes verordnet.

Einläufe

Wenn Glaubersalz nicht ausreichend wirkt, kommen auch Einläufe in Frage. Dazu bevorzugt man heute die praktischen Fertigklistiere aus der Apotheke, die leicht und ohne besondere Apparatur gebraucht werden können. Die Klistierlösung bringt man aus der Tube direkt in den Darm ein, bald darauf erfolgt meist die erste Stuhlentleerung. Auch hier gilt die Begrenzung auf 5mal 1 Anwendung innerhalb von 10 Tagen, die im allgemeinen zur gründlichen Darmentschlackung genügt.

Colon-Hydro-Therapie

In hartnäckigen Fällen kann der Therapeut durch spezielle Darmbäder (Colon-Hydro-Therapie) eine besonders gründliche Darmreinigung erzielen. Dabei wird mit einer besonderen Apparatur viel Flüssigkeit in den Darm geleitet, um Schlacken und Gifte zu lösen; sie fließen dann mit der Spülflüssigkeit gleich wieder aus dem Darm ab. Dadurch wird nicht nur der Darm, sondern der gesamte Körper günstig beeinflußt.

Ausscheidung über die Nieren anregen

Zusätzlich kann es angezeigt sein, auch die Ausscheidung von Schlacken und Giften über die Nieren anzuregen. Das erreicht man zwar schon durch Diätkuren und reichlich Mineralwasser, aber das genügt nicht immer. Da die vermehrte Ausscheidung von Schlacken und Giften mit dem Urin voll funktionsfähige Harnorgane voraussetzt, sollen harntreibende Medikamente erst nach Rücksprache mit dem Therapeuten gebraucht werden.

Keine chemischen Medikamente zur Entschlackung verwenden

Chemische Medikamente kommen zur Entschlackung und Entgiftung aber nicht in Frage, sondern verschiedene Heilpflanzen. Sie werden am besten in fertiger Zubereitung als Säfte oder Medikamente aus dem Reformhaus oder der Apotheke nach Gebrauchsanweisung verwendet.

Wenn der Therapeut nichts anderes verordnet, dürfen sie nicht länger als 2–3 Wochen ununterbrochen angewendet werden. Gut bewähren sich vor allem die folgenden Heilpflanzen:

Wichtige harntreibende Heilpflanzen

- *Birke, Brennessel* und *Löwenzahn*, die klassischen Heilpflanzen zur Entschlackung und Entgiftung über die Nieren, die oft gemeinsam oder abwechselnd eingenommen werden.
- *Gänseblümchen* und *wildes Stiefmütterchen*, die etwas milder harntreibend wirken; Gänseblümchen regt außerdem die Leberfunktionen an.
- *Hagebutten*, die mild harntreibend wirken und gleichzeitig viel Vitamin C zuführen; sie können im Gegensatz zu anderen harntreibenden Mitteln auch über längere Zeit gebraucht werden, um erneuter Verschlackung vorzubeugen.
- *Teufelskralle*, eine stark entschlackende Heilpflanze aus Afrika, die zugleich die Leberentgiftung aktiviert.
- *Wacholder*, der ebenfalls gut harntreibend wirkt, aber nicht ganz unbedenklich ist, weil es bei längerem Gebrauch oder zu hoher Dosierung zu Nierenreizungen kommen kann; die Dosis, die in der Gebrauchsanweisung angegeben wird, muß genau eingehalten werden, häufiger als 2–3mal jährlich darf man eine 3wöchige Kur nicht wiederholen.

Diese Heilpflanzen genügen im allgemeinen zur Entschlackung und Entgiftung über die Nieren. Andernfalls muß der Therapeut bei Bedarf andere Heilverfahren verordnen, auf die hier nicht mehr eingegangen werden kann.

Schließlich empfiehlt es sich oft, das Leber-Gallenblasen-System anzuregen, das bei der Entgiftung eine wichtige Rolle spielt. Wenn eine Erkrankung dieses Organsystems besteht, müssen geeignete Heilmittel fachlich verordnet werden. Zur Selbsthilfe haben sich fertige Arzneimittel aus folgenden Heilpflanzen besonders gut bewährt:

Heilpflanzen zur Anregung des Leber-Gallenblasen-Systems

- *Artischocken*, mit denen man die Leberfunktionen und die Absonderung von Schlacken mit der Galle anregt; außerdem erzielt man eine mild harntreibende Wirkung.
- *Mariendistel*, die wirksamste Heilpflanze für die Leber, die sogar bei schweren Vergiftungen zum Teil noch hilft; sie regt die Leberfunktionen gut an und schützt das Organ vor Überlastung durch Giftstoffe.

Fertige Lebermedikamente enthalten zum Teil noch Bitterklee, Enzian, Tausendgüldenkraut und Wermut. Sie unterstützen die obigen Hauptmittel, sind aber nicht unbedingt zusätzlich erforderlich.

Übersäuerung normalisieren

Die chronische Übersäuerung des Körpers, die bei Kopfschmerz- und Migränekranken nicht selten besteht, wird durch Diätkuren, Entschlackung und Entgiftung meist ausreichend gebessert. Auch Mineralwässer, deren anorganische Bestandteile oft basenüberschüssig wirken, tragen mit zur Entsäuerung bei. Ob das genügt, um die Übersäuerung schnell und gut genug zu normalisieren, kann der Therapeut labordiagnostisch kontrollieren.

Übersäuerung gezielt behandeln

Manchmal erweist es sich als erforderlich, die Übersäuerung zusätzlich gezielt zu behandeln. Dazu kann eine strenge Fastenkur angezeigt sein, die mehrere Wochen dauert und im Sanatorium absolviert wird. Als Alternativen eignen sich die Haysche Trennkost oder die Kur nach Dr. F. X. Mayr. Es führte zu weit, diese beiden Maßnahmen hier ausführlich zu beschreiben, wir wollen nur kurz die Grundsätze vorstellen:

Haysche Trennkost

- *Haysche Trennkost* bedeutet keine vorübergehende Diät, sondern eine dauernde Ernährungsweise. Sie geht davon aus, daß heute viele Menschen nicht mehr in der Lage sind, Eiweiße und Kohlenhydrate gleichzeitig im Stoffwechsel zu verarbeiten. Deshalb werden diese beiden Nahrungsbestandteile nicht gemeinsam verzehrt, eine Mahlzeit enthält entweder Eiweiß oder Kohlenhydrate, jeweils ergänzt durch neutrale Lebensmittel. Zur Umstellung auf die Trennkost benötigt man ausführliche Literatur.

Mayrkur

- Die *Mayrkur*, auch als „Semmelkur“ bezeichnet, wirkt ebenfalls gut regulierend auf den Säure-Basen-Haushalt. Zur dauernden Ernährung kommt sie nicht in Frage, es handelt sich um eine Diätform, die in der Regel im Sanatorium durchgeführt wird. Während der Kur verzehrt man ausschließlich altbackene Semmeln mit Milch oder Sauermilch. Dabei kommt es darauf an, jeden Semmelbissen zunächst gut mit Speichel zu mischen, bis er sich halb verflüssigt hat, dann mit Milch oder Sauermilch nochmals gut zu vermischen und erst danach zu schlucken. Ergänzt wird die klassische Kur durch Darmmassage von außen durch die Bauchdecken und durch Glaubersalz zur Darmreinigung. Es kann notwendig sein, die Kur mehrere Jahre zu wiederholen, bis die optimale Wirkung erzielt wird.

Basengemische

Schließlich kann der Therapeut die Entsäuerung noch durch Basengemische unterstützen, die z. B. Kalium bicarbonicum, Calcium carbonicum und Natrium bicarbonicum enthalten. Damit es dadurch aber nicht zur Verschiebung des Säure-Basen-Gleichgewichts mit zu wenig Säure (Alkalose) kommt, die ebenfalls schädlich ist, müssen solche Basenmischungen genau dosiert werden. Die Wirkung kontrolliert der Therapeut labordiagnostisch, damit die Einnahme rechtzeitig beendet wird, wenn sich der Säure-Basen-Haushalt normalisiert hat.

Sanierung der Darmflora

Die Besiedlung des Darms mit nützlichen Bakterien kann bei Migräne- und Kopfschmerzkranken erheblich gestört sein. Das erklärt sich vor allem aus der üblichen falschen Ernährung und chronischen Verschlackung des Darms. Direkt kann die Darmflora die Schmerzzustände zwar nicht beeinflussen, aber sie entscheidet zum Teil maßgeblich mit, wie gut andere Heilverfahren wirken.

Die geschädigte Darmflora kann sich oft allein wieder regenerieren

Nachdem der Darm durch Glaubersalz, Einläufe oder Colon-Hydro-Therapie gründlich entschlackt wurde, kann sich die geschädigte Darmflora oft allein wieder regenerieren. Das unterstützt man durch milchsaure Lebensmittel, die günstige Lebensbedingungen für die nützlichen Darmbakterien schaffen, vor allem Joghurt, Kefir, Sauermilch und Sauerkraut. Diese Nahrungsmittel verzehrt man täglich, bis die Darmflora wieder intakt ist.

Milchsaure Lebensmittel

Milchzucker

Milchsäure

Genügt das nicht, können täglich bis zu 40 g Milchzucker eingenommen werden. Er ist nicht ungesund wie die übliche Zuckerraffinade, sondern wird im Darm teilweise zu Milchsäure umgebaut und fördert deshalb die Regeneration der Darmflora. Milchsäure erhält man in der Apotheke auch als Arzneimittel, das nach Gebrauchsanweisung verabreicht werden kann, um die nützlichen Darmkeime zu fördern.

Sanierung nach fachlicher Anweisung

Wenn dadurch keine ausreichende Wirkung erzielt wird, soll die Sanierung der Darmflora nach fachlicher Anweisung erfolgen. Dazu eignen sich Medikamente, die Stoffwechselprodukte gesunder Darmbakterien enthalten, oder Arzneimittel mit den Darmkeimen selbst.

Sie führen dazu, daß die gestörte Darmflora durch nützliche Bakterien ersetzt wird. Die Sanierung der Darmflora trägt gleichzeitig dazu bei, daß der Stuhl regelmäßig ausreichend entleert wird. Dadurch wird das Risiko der erneuten Verschlackung verhindert.

!

Alle diese Maßnahmen wirken aber nur dann optimal, wenn die Ernährung dauernd auf gesunde Vollwertkost umgestellt wird.

Neuraltherapie gegen Herde und Störfelder

Krankheitsherde und Störfelder können die Wirkungen aller anderen Heilverfahren behindern

Wenn chronische Krankheitsherde und Störfelder bestehen, können sie die Wirkungen aller anderen Heilverfahren behindern. Das gilt selbst dann, wenn sie nicht unmittelbar zu den Schmerzzuständen beitragen.

Da praktisch bei jedem Menschen mögliche Störfelder (vor allem Narben) vorhanden sind, wird der Naturmediziner im Rahmen der Ganzheitstherapie stets danach suchen, um sie bei Bedarf zu behandeln.

Procain

Das wichtigste Heilverfahren dazu ist die Neuraltherapie mit dem örtlich wirkenden Betäubungsmittel (Lokalanästhetikum) Procain oder verwandten Stoffen, wie Lidocain.

Sekundenphänomen

Wenn ein chronischer Herd oder ein Störfeld diagnostiziert wurde, spritzt der Therapeut das Lokalanästhetikum ein. Danach kann es zum Sekundenphänomen kommen; das bedeutet, die Symptome, die durch den Herd oder das Störfeld verursacht wurden, verschwinden schlagartig für mehrere Stunden, manchmal sogar schon bei der ersten Anwendung dauernd.

Das Sekundenphänomen tritt allerdings nicht immer auf, heute wird es aus nicht genau bekannten Gründen eher seltener als früher beobachtet. Für die Wirkung der Neuraltherapie ist das Sekundenphänomen aber nicht entscheidend. Wenn keine schlagartige Symptomfreiheit erreicht wird, müssen eben mehrere Injektionen verabreicht werden, damit sich die Beschwerden allmählich bessern und schließlich ausheilen.

Neuraltherapie kann auch zur Schmerzlinderung eingesetzt werden

Neuraltherapie ist nicht nur bei Herden und Störfeldern angezeigt, sondern kann unabhängig davon auch zur Schmerzlinderung eingesetzt werden.

Dann injiziert man das Lokalanästhetikum in *Head-Zonen*, das sind Segmente der Haut, die mit der schmerzenden Region durch Nerven verbunden sind. Wenn man in diese Hautsegmente ein Lokalanästhetikum injiziert, wird über die Nerven eine reflektorische Wirkung auf die Schmerzregion ausgeübt (darauf gehen wir später bei der Reflexzonentherapie noch ausführlicher ein). Bei Kopfschmerzen und Migräne können vor allem die Hautsegmente in der Nacken-Schulter-Gegend behandelt werden, um durch Fernwirkung die Schmerzen im Kopf zu lindern. Auch dazu sind in der Regel mehrere Injektionen erforderlich.

Head-Zonen

Manche Therapeuten verwenden anstelle von Procain oder Lidocain auch Koffein und homöopathische Injektionen mit ähnlich guten Ergebnissen. Zum Teil lassen sich die Herde allein durch Neuraltherapie nicht heilen, sondern es müssen noch weitere Maßnahmen durchgeführt werden, z. B. die Entfernung chronisch vereiterter Zähne.

Antiallergische Behandlung

Wenn der Therapeut bei Kopfschmerzen und Migräne eine allergische Ursache vermutet, wird er verschiedene Allergietests durchführen. Allerdings erfassen sie nur einen Teil der möglichen Allergene, so daß ein negativer Befund eine Allergie nicht sicher ausschließt.

Allergietests

Bei den verbreiteten Nahrungsmittelallergien kann zur Diagnose auch eine Suchkost notwendig sein. Dazu verordnet der Therapeut zunächst eine einfache Diät aus wenigen Grundnahrungsmitteln, die kaum zu allergischen Reaktionen führen. Wird sie gut vertragen, gibt man Schritt für Schritt weitere Nahrungsmittel dazu. Wenn nach einem bestimmten Lebensmittel eine allergische Reaktion auftritt, muß es zukünftig bis zur Heilung der allergischen Krankheit strikt gemieden werden.

Suchkost

Es dauert einige Zeit, bis man auf diese Weise alle Nahrungsmittel getestet hat, aber wenn anders keine eindeutige Diagnose zu stellen ist, darf man diese Mühe nicht scheuen.

Die Behandlung der Allergie durch Naturheilverfahren beschränkt sich nicht darauf, die Symptome durch Arzneimittel (wie Antihistaminika, Kortikosteroide) zu unterdrücken. Solche Medikamente tragen nichts zur Heilung bei und werden deshalb nur ausnahmsweise vorübergehend verabreicht, bis die ursächliche Therapie wirkt. Wenn es gelingt, die Allergene genau zu ermitteln, kann dagegen eine Hyposensibilisierung durchgeführt werden. Dabei gibt man die Allergene in winzigen, langsam ansteigenden Dosen, damit der Körper sich wieder daran gewöhnt und sie schließlich ohne Reaktion verträgt.

Hyposensibilisierung

Oft ist eine Hyposensibilisierung aber nicht möglich oder wirkt nicht ausreichend. Dann versucht die Naturheilkunde, die Funktionen des Immunsystems zu normalisieren, damit es nicht mehr überschießend auf die Allergene reagiert. Dazu eignen sich verschiedene Heilverfahren, z. B. individuell ausgewählte homöopathische Wirkstoffe oder Thymustherapie. Eine solche unspezifische Desensibilisierung nimmt einige Zeit in Anspruch, aber das muß man in Kauf nehmen, damit die Allergie endgültig ausgeheilt werden kann.

Normalisierung des Immunsystems

Geopathogene Reize vermeiden

Erdstrahlen

Die Vorstellung, daß „Erdstrahlen“ und ähnliche geopathogene Faktoren mit zu Kopfschmerzen und Migräne beitragen, wird zwar von der offiziellen Medizin nicht anerkannt, von der Naturheilkunde aufgrund praktischer Erfahrungen aber durchaus ernsthaft diskutiert. Wenn der Therapeut den Verdacht hat, daß solche Einflüsse eine Rolle spielen, wird er im allgemeinen eine Untersuchung der Wohn- und Arbeitsräume empfehlen, zum Beispiel durch einen seriösen Rutengänger, der Wasseradern und ähnliche geopathogene Reize aufspüren kann.

Einfache Maßnahmen

Verschiebung des Betts

Zum Teil helfen schon einfache Maßnahmen, um den schädlichen Reizen auszuweichen. Vor allem die Verschiebung des Betts kann gut helfen, wenn es sich über einer Wasserader oder anderen Störzone befindet. Nicht selten stellt man nämlich fest, daß Kopfschmerz- und Migränekranke das Bett mit dem Kopfteil gerade über einer Störzone aufgestellt haben. Schiebt man es zur Seite, kann dadurch bereits eine Besserung erzielt werden.

Allerdings gelingt es nicht immer so leicht, den geopathogenen Zonen zu entgehen. Was an weiteren Maßnahmen erforderlich ist, läßt sich immer nur im Einzelfall von einem seriösen Berater beurteilen. Es mag sein, daß manche der im Handel befindlichen Produkte zur Abschirmung der geopathogenen Reize tatsächlich wirksam sind, oft ziehen sie aber nur dem Verbraucher das Geld aus der Tasche. Fragen Sie unbedingt Ihren Therapeuten, der sich in dieser Beziehung auskennt, was in Ihrem speziellen Fall notwendig ist.

Elektrosmog vermindern

Die Belastung läßt sich vermindern

Den elektromagnetischen Feldern, die von Leitungen und Geräten abstrahlen, können wir nirgends mehr entgehen. Aber die Belastung, die vermutlich hauptsächlich über das vegetative Nervensystem zu Kopfschmerzen und Migräne beitragen kann, läßt sich wenigstens vermindern. Die aufwendigsten Maßnahmen wurden weiter vorne schon genannt:

Abgeschirmte Elektrokabel

- Speziell abgeschirmte Elektrokabel, die unter der üblichen Kunststoffisolierung mit einer geerdeten Hülle aus Metall oder Drahtgeflecht versehen sind; dadurch wird die elektromagnetische Abstrahlung optimal abgeschirmt. Damit keine Lücken in diesem Schutz entstehen, sollen möglichst auch Verbindungs-, Steckdosen und Schalter abgeschirmt sein. Die nachträgliche Installation muß immer durch den Elektrofachmann erfolgen.

Netzfreischalter

- Netzfreischalter, die automatisch einen Stromkreis abschalten, wenn daraus keine Elektrizität benötigt wird; danach können keine elektromagnetischen Felder mehr abstrahlen. Der Strom steht aber sofort wieder zur Verfügung, wenn ein Gerät eingeschaltet wird. Man kann Netzfreischalter nur für einzelne Räume (zumindest im Schlafzimmer) oder für die ganze Wohnung installieren lassen.

Elektroinstallationen unter Putz legen

Wenn diese optimalen Lösungen nicht möglich sind, sollte zumindest dafür gesorgt werdeln, daß alle Elektroinstallationen unter Putz liegen; dadurch erreicht man auch schon eine gewisse Abschirmung.

Stellung des Betts

Außerdem sollte man darauf achten, daß man beim längeren Arbeiten oder Sitzen möglichst einen Abstand von 1 m zu den Elektroleitungen einhält. Das Bett soll mindestens 1,5 m von den Leitungen entfernt aufgestellt und der Kopfteil so ausgerichtet werden, daß er sich möglichst weit von elektrischen

Leitungen entfernt befindet. Schließlich sollten alle Elektrogeräte, die gerade nicht verwendet werden, nicht auf „Stand by" geschaltet, sondern ganz abgeschaltet werden (das spart auch Energie); das gilt vor allem für Fernsehgeräte und Computer. Zum Mobiltelefon (Handy) kann derzeit noch keine eindeutige Empfehlung gegeben werden. Wer darauf nicht verzichten kann, sollte es wenigstens nicht zu oft verwenden, denn sicher auszuschließen sind gesundheitliche Risiken nicht.

Elektrogeräte ausschalten

Mobiltelefon

Psychosomatische Therapie

Seelische Faktoren spielen oft eine Rolle

Seelische Faktoren spielen bei Kopfschmerzen und Migräne häufig eine Rolle. In leichteren Fällen kann man sie durch Entspannung und Meditation, die bei der allgemeinen Ordnungstherapie schon vorgestellt wurden, gut beeinflussen. Aber das gelingt nicht immer, um die tiefer in der Persönlichkeit verwurzelten Ursachen der Schmerzzustände zu überwinden. Dann wird meist eine fachliche Psychotherapie notwendig.

Etwa 150 Formen der Psychotherapie

Wir kennen heute gut 150 verschiedene Formen der Psychotherapie, die zum Teil noch in mehrere „Schulen" unterteilt werden. Es gibt also genügend Möglichkeiten für eine Behandlung, die den individuellen Bedürfnissen jedes Patienten gerecht werden. Teilweise sind diese Therapien allerdings umstritten, ihre Wirksamkeit steht nicht sicher fest. Vermutlich kommt es aber bei der Psychotherapie ohnehin nicht so sehr auf die therapeutische Methode an, sondern in erster Linie auf das Vertrauen des Patienten und eine gute zwischenmenschliche Beziehung zum Therapeuten. Unter diesen Voraussetzungen kann wohl fast jede Therapie helfen.

Gesprächstherapien

Am häufigsten führt man nach wie vor Gesprächstherapien durch. Dabei lernt der Patient im vom Therapeuten gelenkten Gespräch allmählich die Ursachen seiner psychischen Probleme genauer kennen. Anschließend geht er dann unter fachlicher Anleitung daran, Auswege aus seiner seelischen Krise zu finden.

Psychoanalyse nach Freud

Die Psychoanalyse nach Sigmund Freud wird heute oft heftig kritisiert, zum Teil gar strikt abgelehnt. Das erklärt sich unter anderem aus ihrer langen Dauer (oft mehrere Jahre) und der fehlenden Qualitätskontrolle; außerdem gibt es Hinweise darauf, daß Freud Krankengeschichten „zurechtbog", damit sie seine Theorien bestätigten. Das bedeutet nun aber nicht, daß man Psychoanalyse überhaupt nicht mehr anwenden sollte. Wenn ein Patient darauf vertraut und zur aktiven Mitarbeit bereit und fähig ist, kann eine gründliche Analyse durchaus sinnvoll sein. Sie versucht unter anderem durch Traumanalyse, die verdrängten Ursachen psychischer Störungen wieder bewußt zu machen, damit sie durch Lernprozesse nachträglich bewältigt werden können.

Verhaltenstherapie

Während die Psychoanalyse eine Art „höheres" Lernen durch Einsicht erfordert, fragt die Verhaltenstherapie nicht lange nach verdrängten Ursachen psychischer Störungen. Sie geht von der Vorstellung aus, daß seelische Probleme durch falsche Lernprozesse entstehen, die häufig schon in der Kindheit stattfanden. Diese können durch einfache neue Lernprozesse ausgelöscht werden. Dazu gibt es verschiedene Techniken, die individuell angewendet werden. Der Vorteil der Verhaltenstherapie besteht vor allem darin, daß sie meist wesentlich schneller als die Analyse hilft.

Auch bei Kopfschmerz und Migräne können negative Lernprozesse vorliegen, die man durch Verhaltenstherapie bald wieder verlernt.

Körper-psychotherapien

Zunehmende Beachtung finden inzwischen die Körperpsychotherapien. Sie sind nicht so „kopflastig" und körperfeindlich wie klassische Formen der Psychotherapie, sondern beziehen den Körper mit in die Behandlung ein. So werden zum Beispiel Blockaden der Lebens-(Bio-)energie, die vor allem zu Muskelverspannungen, Kopfschmerzen und Migräne beitragen können, zunächst durch Manipulationen am Körper behandelt, unter anderem mit Atemtherapie, Massagen und gymnastikähnlichen Übungen. Auf diese Weise löst man auch seelische Reaktionen aus, z. B. Weinen, Aggressionen oder vorübergehende Depressionen. Damit werden verdrängte psychische Störungen abreagiert und verarbeitet, außerdem verbessert man das harmonische Zusammenwirken von Körper und Psyche. Gerade bei Kopfschmerz- und Migränekranken, die häufig an seelisch bedingten schmerzhaften Verspannungen leiden, kann die Körperpsychotherapie bald zur Besserung beitragen.

Verbesserung des harmonischen Zusammenwirkens von Körper und Psyche

Als weitere Formen der Psychotherapie eignen sich bei Migräne und Kopfschmerzen zum Beispiel noch Hypnose, Grup-

Weitere Formen der Psychotherapie bei Migräne und Kopfschmerzen

pentherapie, Partner- und Familienbehandlung. Darauf muß nicht mehr näher eingegangen werden, da nur der Therapeut beurteilen kann, ob solche Behandlungen im Einzelfall angezeigt sind.

Psychotherapie soll andere Heilverfahren ergänzen

Manchmal heilt Psychotherapie allein die Kopfschmerzen aus; in der Regel wird sie aber eingesetzt, um andere Heilverfahren zu ergänzen. In der Naturmedizin, die von der Ganzheit von Körper und Seelenleben ausgeht, spielt die begleitende Psychotherapie eine wichtige Rolle.

Spezielle Naturheilverfahren

Allgemeine Ordnungstherapie und naturmedizinische Basisbehandlung sorgen dafür, daß die Grundursachen von Kopfschmerzen und Migräne beseitigt werden. Das kann zur Heilung genügen. Oft werden aber noch spezielle Naturheilverfahren angewendet, um gezielt gegen die Symptome vorzugehen. Homöopathie spielt dabei eine besonders wichtige Rolle, zur Selbsthilfe eignen sich vor allem Heilpflanzen, Reflexzonentherapie, Akupressur, Magnetfeld- und Intraschalltherapie, Wasseranwendungen, unter Umständen auch Farb- und Aromatherapie.

Individuelle Homöopathie

Die Naturmedizin ist ohne Homöopathie nicht mehr vorstellbar

Die Naturmedizin ist heute ohne die Homöopathie nicht mehr vorstellbar. Selbst die offizielle Medizin, lange Zeit erbitterte Gegnerin dieses vor etwa 200 Jahren begründeten Heilverfahrens, läßt sich inzwischen häufiger auf einen Versuch mit der „sanften“ Homöopathie ein.

Wissenschaftlich genau erklären läßt sich die Wirkungsweise der Homöopathie bisher schwer. Sicher ist, daß die Wirkstoffe „Informationen“ enthalten, die gezielt die körperlichen und seelischen Selbstheilungsregulationen gegen Ursachen und Symptome einer Krankheit anregen. In der Praxis bestätigt sich dieser Wirkungsmechanismus immer wieder, auch bei Kopfschmerzen und Migräne.

Grundprinzip der Homöopathie

Das Grundprinzip der Homöopathie formulierte ihr Begründer, der deutsche Arzt Samuel Hahnemann (1755–1843) wie folgt: *Ähnliches möge mit Ähnlichem geheilt werden.* Praktisch bedeutet dieser Grundsatz, daß man in der Homöopathie pflanzliche, tierische, mineralische und teilweise auch chemische Wirkstoffe verwendet, die unverdünnt bei Gesunden bestimmte Symptome erzeugen. Diese Symptome werden in Arzneimittelprüfungen für jeden einzelnen Wirkstoff ermittelt und in den Arzneimittelbildern zusammengefaßt.

Suche nach dem individuell richtigen Wirkstoff

Zur Behandlung einer Krankheit sucht man nun aus den Arzneimittelbildern den Wirkstoff aus, dessen Symptome bei Gesunden so genau wie möglich den Beschwerden gleichen, die bei einem Patienten behandelt werden sollen. Dieser Wirkstoff wird dann in unterschiedlicher Verdünnung (Potenz) verabreicht. In der verdünnten Form regt er gezielt die Selbstheilungskräfte gegen die Krankheitsursachen an, versetzt den Körper also in die Lage, aus eigener Kraft mit einer Erkrankung fertig zu werden.

Die Auswahl ist kompliziert

Die Auswahl des individuell richtigen homöopathischen Mittels und der Potenz, in der es verwendet werden soll, ist eine komplizierte Aufgabe. Es kommt dabei vor allem darauf an, die individuellen Besonderheiten des Einzelfalls zu erfassen, nur dann erzielt man eine optimale Wirkung. Deshalb gibt es nicht nur einen homöopathischen Wirkstoff gegen Kopfschmerzen und Migräne, sondern eine ganze Reihe; daraus muß der individuell richtige in der passenden Potenz ausgewählt werden. Diese individuelle Therapie ist eine der Stärken der Homöopathie. Sie erfordert aber fundiertes Fachwissen und Erfahrung, zur Selbsthilfe eignet sich die Homöopathie also grundsätzlich nicht. Zwar könnte auch der medizinische Laie versuchen, das eine oder andere homöopathische Mittel zu erproben, und damit durchaus Erfolge erzielen, aber das bliebe zu sehr dem Zufall überlassen. Suchen Sie deshalb stets einen homöopathischen Therapeuten auf, wenn Sie häufig oder chronisch an Kopfschmerz und Migräne leiden.

Zur Selbsthilfe eignet sich die Homöopathie nicht

Als Alternative zu den üblichen Schmerzmitteln, die bei kurzen akuten Kopfschmerzen zur Selbsthilfe eingenommen werden, kommen in solchen leichteren Fällen versuchsweise homöopathische Komplexmittel in Frage. Sie enthalten mehrere

Homöopathische Komplexmittel

homöopathische Wirkstoffe, die sich bei Kopfschmerzen häufig bewähren. Es besteht also die Chance, daß sich auch das individuell genau passende Einzelmittel darunter befindet – und wenn das nicht der Fall ist, ergänzen und verstärken sich die verschiedenen Wirkstoffe, so daß auch dann Hilfe möglich ist, wenn sich das genau richtige Einzelmittel nicht darunter befindet.

Die klassische Homöopathie lehnt solche Komplexmittel ab

Die klassische Homöopathie lehnt solche Komplexmittel grundsätzlich ab, in der Praxis bewähren sie sich aber oft gut. Bei akuten Kopfschmerzen werden unterschiedlich zusammengesetzte Komplexmittel verschiedener Hersteller angeboten. Lassen Sie sich zur Selbsthilfe darüber in der Apotheke beraten.

Homöopathische Wirkstoffe sind gut verträglich

Homöopathische Wirkstoffe sind gut verträglich, auch wenn sie längere Zeit angewendet werden. Zu Beginn der Therapie kann es allerdings vorübergehend zur Verschlimmerung der Symptome kommen.

Erstverschlimmerung

Das ist aber keine Nebenwirkung, sondern zeigt an, daß die Selbstheilungsregulationen angeregt wurden. Diese Erstverschlimmerung darf keinesfalls durch andere Medikamente unterdrückt werden, sonst behindert man die körpereigenen Heilregulationen erheblich.

Pflanzliche Heilmittel

Günstig bei leichteren Kopfschmerzen

Heilpflanzen können leichtere Kopfschmerzen bald beseitigen, bei stärkeren Schmerzen ergänzen sie die anderen Heilverfahren. Zur Selbsthilfe kommen sie vor allem bei vorübergehenden Schmerzen durch seelisch-nervöse Ursachen in Frage. Grundsätzlich empfiehlt es sich, fertige pflanzliche Arzneimittel aus der Apotheke zu verwenden, die einen stets gleichbleibenden Wirkstoffgehalt aufweisen und genau dosierbar sind; das ist beim Kräutertee nicht so gut möglich, weil sein Wirkstoffanteil natürlichen Schwankungen unterliegt.

Baldrian

- *Baldrian* wirkt teils direkt auf die Großhirnrinde, teils auf das vegetative Nervensystem. Er wird hauptsächlich bei nervösem Kopfschmerz zur Beruhigung und Entspannung verwendet, bei Migräne kann er andere Medikamente ergänzen. Die in der Gebrauchsanweisung genannte Dosierung muß genau eingehalten werden, denn überdosiert kann Baldrian Kopfschmerzen und Übelkeit hervorrufen.

Verstärkt wird die Wirkung zum Teil noch durch Zusatz von Hopfen.

- *Johanniskraut* eignet sich bei Kopfschmerzen, die mit Funktionsstörungen des vegetativen Nervensystems in Beziehung stehen, vor allem aber bei Schmerzzuständen durch Depressionen, denn die Heilpflanze wirkt deutlich antidepressiv. Sie soll kurmäßig mindestens 30 Tage lang verabreicht werden. Ob sie tatsächlich die Haut überempfindlich gegen Sonnenlicht und UV-Bestrahlungen macht, wird heute nicht mehr generell anerkannt, vorsorglich verzichtet man während der Anwendung aber besser auf Sonnenbäder, Solarien und Höhensonne. *Johanniskraut*
- *Kümmel* wendet die Volksmedizin seit langem für einen „klaren Kopf" äußerlich an. Man gibt dazu 1–2 Eßlöffel Kümmel in einen Mörser, zerstößt ihn fein und verrührt mit heißem Wasser zu einem Brei, der auf ein Leintuch gestrichen wird. Dieses legt man dann auf die Stirn und befestigt es mit einem trockenen Leintuch, das um den Kopf herumgeführt wird. Diese Auflage bleibt auf der Stirn, bis die Kopfschmerzen verschwunden sind, längstens 90 Minuten. Bei Bedarf kann die Anwendung 2–3mal täglich wiederholt werden. Sie hilft bei Kopfschmerzen verschiedener Ursachen oft sehr gut. *Kümmel*
- *Melisse* wird innerlich zur Beruhigung bei nervösen Kopfschmerzen verabreicht, bei Migräne kann sie außerdem die begleitende Übelkeit bessern. Verbessert wird die Wirkung, wenn man Melissengeist oder Melissenspiritus auf die Stirn und hinter die Ohren tupft, bei Bedarf in Abständen von 1–2 Stunden. *Melisse*
- *Pfefferminze* wirkt entspannend, krampflösend und mild anregend, kann also Kopfschmerzen und teilweise auch Migräne günstig beeinflussen. Die Heilpflanze ist auch angezeigt, wenn Kopfschmerzen in Zusammenhang mit der Monatsblutung auftreten. Wie Melisse gebraucht man sie innerlich und tupft zusätzlich Pfefferminzöl auf Stirn, Schläfen und hinter die Ohren. Länger als 2–3 Wochen darf Pfefferminze nicht ununterbrochen gebraucht werden, dann legt man eine Pause von mindestens 2 Wochen ein. *Pfefferminze*
- *Rosmarin* normalisiert die Spannung und Weite der Blutgefäße, hauptsächlich wird er deshalb bei Kopfschmerzen durch niedrigen Blutdruck eingenommen. Bei regelmäßi- *Rosmarin*

gem Gebrauch über längere Zeit kann Blutunterdruck dauerhaft gebessert werden. Die anregende Wirkung stört unter Umständen den Schlaf, wenn Rosmarin am Abend angewendet wird, die letzte Dosis darf deshalb nicht nach 17 Uhr verabreicht werden.

Senf

- *Senf* kann wegen seiner stark hautreizenden Wirkung bei Kopfschmerzen und Migräne besonders gut wirken. Dazu verwendet man Senfmehl, das nach Gebrauchsanweisung mit Wasser zu einem Brei verrührt und hinter die Ohren gestrichen wird, oder mit Senfmehl präpariertes Spezialpapier, das in Wasser getaucht und dann ebenfalls hinter die Ohren gelegt wird. Als Reaktion kommt es zur deutlichen Hautrötung als Zeichen der Reizung, die reflektorisch gegen die Schmerzen wirkt. Sobald die Rötung eintritt, wird der Brei mit lauwarmem Wasser gründlich abgespült oder das Senfpapier entfernt und ebenfalls mit Wasser nachgespült. Senfanwendungen werden allerdings nicht immer gut vertragen, deshalb soll vorher der Therapeut befragt werden.

Pestwurz bei Migräne

Andere Heilpflanzen spielen in der Kopfschmerztherapie keine so wichtige Rolle. Sie können aber im Einzelfall vom Therapeuten verordnet werden. Zur Behandlung der Migräne sei noch eine Heilpflanze hervorgehoben, die nach neuesten Erkenntnissen besonders gut helfen kann, die *Pestwurz.* Ihre krampflösende Wirkung kennt man zwar schon lange, aber daß sie bei Migräne so überzeugend wirkt, wurde erst jetzt sicher nachgewiesen. Die fertigen Zubereitungen aus der Apotheke wendet man nach Gebrauchsanweisung an. Sie eignen sich auch zum längeren Gebrauch zwischen den akuten Schmerzanfällen; wahrscheinlich kann dadurch die Anfallshäufigkeit verringert werden.

Reflexzonentherapie an Körper und Fuß

Segmentale Anlage des Körpers

Die Reflexzonenbehandlung beruht auf der Tatsache, daß der Körper entwicklungsgeschichtlich ursprünglich segmental angelegt war, vergleichbar einem Wurm, bei dem sich ein Glied ans andere fügt. Besonders deutlich erkennt man das noch an der Wirbelsäule, den Rippen und den Nervenpaaren, die streng segmental aus der Wirbelsäule austreten. Später verzweigen sich die Nerven dann aber so, daß man die Segmente nicht mehr erkennt. Die ursprünglichen Muskelsegmente gingen im Lauf der Entwicklung in neuen Strukturen unter.

Jeder Segmentnerv versorgt bestimmte Organe

Obwohl die Segmente also zum Teil nicht mehr erkennbar sind, versorgt jeder Segmentnerv bestimmte Organe, Muskelabschnitte und Hautareale. Empfindungen aus inneren Organen und Muskeln werden meist über Nerven zu Nervenknoten im Rückenmark geleitet, die wiederum mit Hautnerven in Verbindung stehen. So können Erkrankungen an Organen und Muskeln in die entsprechenden Hautsegmente ausstrahlen, bei Kopfschmerzen und Migräne besonders deutlich in die Nacken-Schulter-Region.

Ziel der Reflexzonentherapie am Körper

Die Reflexzonentherapie am Körper geht davon aus, daß man durch Manipulationen an den Hautsegmenten die zugehörigen inneren Organe und Muskeln reflektorisch über die Nervenleitungen beeinflussen kann. Dazu eignen sich verschiedene Techniken, z. B. Massagen, Einreibungen mit stark hautreizenden Mitteln oder Injektionen örtlich schmerzlindernder Medikamente. Zur Selbsthilfe eignen sich grundsätzlich nur die sanften Massagen, alle anderen Anwendungen müssen fachlich verordnet werden.

Massage der Nacken-Schulter-Segmente

Die Körperreflexzonentherapie bei akuten und chronischen Kopfschmerzen oder Migräneanfällen erfolgt hauptsächlich an den Nacken-Schulter-Segmenten. Da man hier schwer selbst richtig behandeln kann, soll die Massage durch einen Partner erfolgen. Er legt am sitzenden Patienten die Finger beider Hände rechts und links vom Halsansatz fest auf die Schultern und massiert von hier aus aufsteigend bis über die Schädelbasis (ungefähr beim Haaransatz) die Muskulatur unter den Hautsegmenten durch. Das erfolgt durch sanfte Vibrationsmassage mit den Fingerkuppen, die der Partner fest auf die Hautzonen setzt; die feinen Vibrationen erzeugt man, indem man leicht den Arm schüttelt, das überträgt sich dann auf die Fingerkuppen (mit etwas Übung gelingt das leicht). Keinesfalls darf zu kräftig massiert werden, das könnte die Kopfschmerzen verschlimmern und sogar die Halswirbelsäule schädigen. Die Vibrationsmassage wird einige Minuten fortgesetzt, bis der Schmerz deutlich nachläßt oder verschwindet. Bei Bedarf kann die Anwendung später noch mehrmals wiederholt werden. Wenn diese einfache Selbsthilfe nicht ausreichend wirkt, kann der Therapeut spezielle Techniken zur Reflexzonentherapie anwenden, die zum Teil auch an anderen Hautsegmenten erfolgen.

Fußreflexzonentherapie

Ergänzt wird die Reflexzonentherapie am Körper durch Fußreflexzonenmassage. Sie geht davon aus, daß der Fuß eine zentrale Schaltstelle des Körpers bildet. Durch Energiezonen, die vom Kopf zu Fingern und Zehen verlaufen, stehen die Füße mit allen inneren Organen und Körperteilen in Beziehung. An der Fußsohle und seitlich am Fuß gibt es deshalb für jedes Organ und jeden Körperteil eine spezielle Reflexzone (s. Abb. Seite 119). Bei Krankheiten bestehen in den entsprechenden Fußzonen Druckempfindlichkeit, Verhärtungen und Schmerzen. Diese Zonen erkennt man, indem man den Fuß von den Zehen bis zur Ferse abtastet und sorgfältig auf die Empfindungen dabei achtet.

Wenn man auf diese Weise die Fußreflexzonen ermittelt hat, die zur Behandlung massiert werden sollen, können sie durch die folgenden beiden Grifftechniken beeinflußt werden:

Grundgriff

- *Grundgriff*, bei dem eine Hand den behandelten Fuß fest an der Seite umfaßt, die der gerade behandelten Fußzone genau gegenüberliegt; der Daumen der anderen Hand ruht auf der Reflexzone. Zur Behandlung übt man mit der Daumenkuppe rhythmisch an- und abschwellenden Druck auf die Reflexzone aus, die andere Hand übt entsprechenden Gegendruck aus.

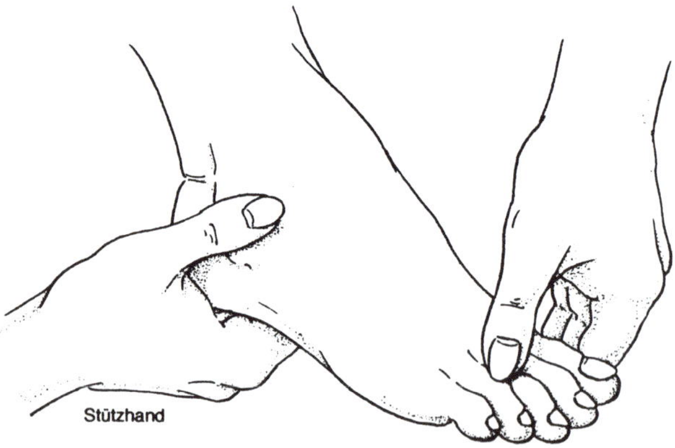

Grundgriff der Fußreflexzonentherapie

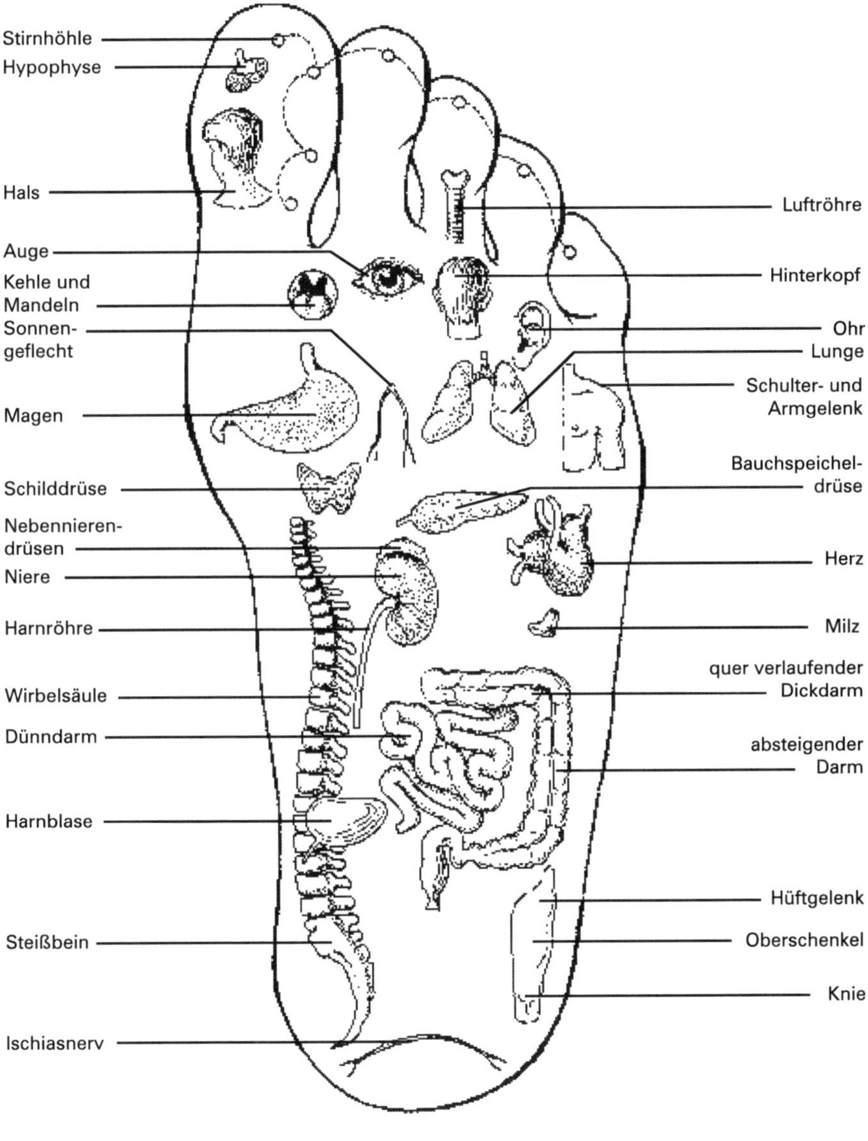

Stirnhöhle
Hypophyse
Hals
Auge
Kehle und Mandeln
Sonnengeflecht
Magen
Schilddrüse
Nebennierendrüsen
Niere
Harnröhre
Wirbelsäule
Dünndarm
Harnblase
Steißbein
Ischiasnerv
Luftröhre
Hinterkopf
Ohr
Lunge
Schulter- und Armgelenk
Bauchspeicheldrüse
Herz
Milz
quer verlaufender Dickdarm
absteigender Darm
Hüftgelenk
Oberschenkel
Knie

Der Daumendruck kann mehrere Sekunden bis einige Minuten dauern, das hängt von der Reaktion ab. Zur Selbsthilfe behandelt man besser in kurzen Abständen mehrmals hintereinander wenige Sekunden lang eine Reflexzone, als einmal längere Zeit stärker zu drücken. Größere Reflexzonen massiert man in dieser Weise Millimeter um Millimeter durch.

Sedierungsgriff

- *Sedierungsgriff* nennt man eine Spezialtechnik zur Soforthilfe bei akuten Erkrankungen, insbesondere auch bei Kopfschmerz- und Migräneanfällen. Dazu sucht man am Fuß die akut schmerzende Reflexzone und übt mit der Daumenkuppe kräftigen Dauerdruck (also nicht an- und abschwellend wie beim Grundgriff) aus, bis die Symptome deutlich gelindert werden; das kann 10–20 Sekunden, aber auch 1–2 Minuten dauern. Bei Bedarf wiederholt man diese Anwendung mehrmals in kürzeren Abständen, bis die Schmerzen völlig verschwunden sind.

Die Technik der Fußreflexzonenmassage läßt sich nach einer Beschreibung schwerer erlernen. Es empfiehlt sich, die Griffe unter fachlicher Anleitung einzuüben, ehe man sie selbständig anwendet.

Alle Reflexzonen des Fußes sollten einmal täglich behandelt werden

Reflexzonenroller

Wenn Sie zu Kopfschmerz oder Migräne neigen, hat es sich gut bewährt, einmal täglich alle Reflexzonen der Füße zu behandeln. Dazu gibt es spezielle Reflexzonenroller (Reformhaus, Sanitätsfachgeschäft), über die man einfach einige Minuten die Füße vor und zurück bewegt, damit alle Zonen beeinflußt werden. Das vermindert meist die Schmerzanfälligkeit. Treten akute Schmerzen auf, suchen Sie sofort an den Füßen die druckempfindlichen und schmerzenden Zonen, die durch den oben beschriebenen Grundgriff oder den Sedierungsgriff behandelt werden. Das erspart nicht selten die Einnahme von Schmerzmitteln.

Chiropraktik und Osteopathie

Sie eignen sich zur Behandlung von Kopfschmerzen, die von der Halswirbelsäule ausgehen

Diese beiden Techniken bleiben fachlicher Anwendung vorbehalten. Sie eignen sich zur Therapie von Kopfschmerzen, die von der Halswirbelsäule ausgehen, und bei Migraine cervicale. Beide Methoden lassen sich nicht eindeutig gegeneinander abgrenzen.

Chiropraktik geht davon aus, daß bereits geringfügige Verschiebungen der Halswirbel durch Reizung von Nervenwurzeln Migräne und Kopfschmerzen verursachen können. Diese Wirbelverlagerungen werden nach gründlicher Voruntersuchung mechanisch mit speziellen Handgriffen und Bewegungen korrigiert. Dadurch stellt man die natürliche Haltung der Halswirbel wieder her, die Nervenwurzeln werden nicht mehr gereizt, die Schmerzen verschwinden.

Chiropraktik

Auch *Osteopathie* beruht auf der Tatsache, daß Verschiebungen der Halswirbel zu Kopfschmerzen und Migräne führen können. Die Korrektur solcher Skelettveränderungen erfolgt ähnlich wie bei Chiropraktik durch spezielle Griffe und Bewegungen, die aber nicht genau den Manipulationen bei der Chiropraktik entsprechen. Unter anderem wendet man plötzlichen Druck auf Wirbel, Hebelgriffe und schnelle kurze Drehungen an, um die Fehlstellungen zu korrigieren.

Osteopathie

Beide Techniken bewähren sich bei wirbelbedingten Schmerzen gut. Sie müssen aber unbedingt von einem erfahrenen Therapeuten angewendet werden, damit keine zusätzlichen Schäden an der Halswirbelsäule auftreten.

Akupunktur – Akupressur

In der asiatischen Medizin gelten Störungen des Energiestroms im Körper als zentrale Ursache von Krankheiten. Traditionell behandelt man deshalb hauptsächlich diese Energiestörungen, denn wenn sich die Energieverhältnisse im Organismus normalisieren, heilt auch die Krankheit aus. Klassisches Heilverfahren bei derartigen energetischen Störungen ist die *Akupunktur*, die heute auch im Westen häufiger angewendet wird. Ihre Wirkung steht außer Frage, aber die offizielle Medizin kann sie noch nicht endgültig erklären.

Störungen des Energiestroms im Körper gelten als zentrale Ursachen von Krankheiten

Akupunktur

Normalisiert wird der Energiestrom über Punkte der Haut, die sich auf den Energiebahnen (Meridianen) befinden. Man kennt inzwischen rund 800 solcher Punkte zur Therapie. Je nachdem, wie sie beeinflußt werden, erzielt man Anregung oder Verlangsamung des Energiestroms, verteilt die Energie im Meridiansystem um oder leitet Krankheitsenergie aus.

Punkte auf den Energiebahnen

Diese Regulation und Harmonisierung der Energieverhältnisse bewirkt auch eine deutliche Schmerzlinderung. Sie kann so deutlich ausfallen, daß man sogar schon größere Operationen allein mit Hilfe der Akupunktur-Anästhesie durch-

Deutliche Schmerzlinderung

führte, also keine zusätzlichen Narkosemittel verabreichte.

Auch Kopfschmerzen und Migräne werden deutlich gelindert

Auch Kopfschmerzen und Migräne werden durch die chinesische Punktbehandlung meist deutlich gelindert. Zugleich sorgt die Veränderung der Energieströme dafür, daß auch die Schmerzursachen beseitigt werden können.

Akupunkturnadeln

Die klassische Akupunktur wird mit Gold-, Silber- oder Edelstahlnadeln durchgeführt, die man in die zuvor bei der Diagnose ermittelten Hautpunkte sticht. Durch verschiedene Manipulationen (z. B. Drehungen) mit den Nadeln erreicht man die gewünschte therapeutische Wirkung. Bereits bei der 1. Behandlung kann es zur deutlichen Besserung oder Schmerzfreiheit kommen, aber zur Heilung sind in der Regel mehrere Sitzungen erforderlich.

Zur Heilung sind meist mehrere Sitzungen erforderlich

Elektro- und Laserakupunktur

Als Alternativen zur Akupunktur mit Nadeln wendet man inzwischen auch Elektro- und Laserakupunktur an. Dabei werden die Punkte durch schwachen elektrischen Strom oder mit Laserstrahlen beeinflußt. Das wirkt zum Teil sogar besser als die klassische Nadelbehandlung, dem Patienten bleibt der Einstich der Nadeln erspart.

Die verschiedenen Formen der Akupunktur müssen stets vom Therapeuten angewendet werden. Das empfiehlt sich vor allem bei hartnäckigen Kopfschmerzen und Migräne.

Akupressur zur Soforthilfe bei Migräne

Zur Selbsthilfe bei leichteren akuten Kopfschmerzen und zur Soforthilfe bei Migräneanfällen eignet sich die *Akupressur.* Sie beruht auf den gleichen Grundlagen wie die Akupunktur, behandelt die Punkte aber nicht mit Nadeln, Strom oder Laserstrahlen, sondern durch Druck mit den Fingern.

Zur Selbsthilfe durch Akupressur bei Kopfschmerzen und Migräne gibt es einige Standardpunkte (siehe unten). Tasten Sie diese ab, um festzustellen, ob sie druckempfindlich oder schmerzhaft sind; das ist ein Zeichen dafür, daß sie behandelt werden sollten. Wenn keine eindeutig empfindlichen Punkte zu tasten sind, beeinflussen Sie alle unten genannten nacheinander.

Die Behandlung erfolgt in der Regel mit der Kuppe des Zeigefingers oder Daumens, die fest auf den Punkt gelegt wird. Dann fährt man 10–30 Sekunden lang mit nicht zu starkem Druck kreisende Bewegungen auf dem Punkt aus. Wenn danach noch keine spürbare Besserung eintritt, wird nach einigen Minuten wiederholt. Bei Bedarf können die Punkte 3–6mal täglich behandelt werden, bis die Schmerzen vollständig

abgeklungen sind.
Bei Kopfschmerzen hängt die Akupressur von der Art der Schmerzen ab. Danach unterscheidet man folgende Anwendungen:

- *Allgemeiner Kopfschmerz* („Schädelbrummen")

  Allgemeiner Kopfschmerz

  Zuerst sucht man über der Mitte der beiden Augenbrauen auf der Stirn die druckempfindlichen Punkte, die durch kreisende Massage mit den Fingerkuppen gleichzeitig behandelt werden. Dann preßt man Daumen und Zeigefingerkuppe gleichzeitig auf den Punkt in der Mitte des Nasenrückens. Zum Schluß behandelt man gleichzeitig die Punkte in der deutlich tastbaren Knochenvertiefung hinten unter den Ohren. Genügt das noch nicht, massiert man mit der Daumenkuppe der rechten Hand den Punkt am linken Handgelenk über der Schlagader und zusätzlich die Hilfspunkte seitlich am Grundgelenk der großen Zehen gleichzeitig am rechten und linken Fuß.

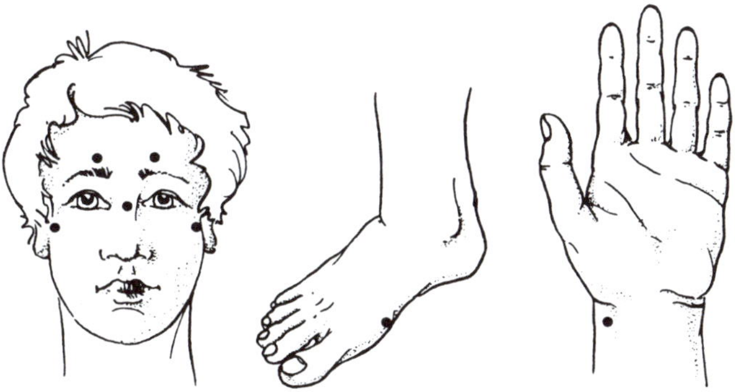

Kopfschmerz-Akupressurpunkte

- *Schläfenkopfschmerz*

  Schläfenkopfschmerz

  Zur Akupressur sucht man in der Mitte einer gedachten Linie zwischen den Augenbrauenenden und den Ohransätzen die Punkte auf der Schläfe, die mit den Daumenkuppen kreisend massiert werden. Bei Bedarf wird zusätzlich wie bei allgemeinen Kopfschmerzen behandelt.
- *Stirnkopfschmerz*

  Stirnkopfschmerz

  Die beiden Spezialpunkte dagegen befinden sich in den bereits genannten Knochenvertiefungen hinten unter den

Ohren und unter den seitlichen Kinnladen über den pulsierend spürbaren Halsschlagadern. Die Zeigefingerkuppen werden hinter den Ohren, die Daumenkuppen unter den Kinnladen aufgelegt, dann massiert man gleichzeitig mit allen 4 Fingerkuppen. Bei Bedarf kann zusätzlich wie bei allgemeinen Kopfschmerzen behandelt werden.

- *Hinterkopfschmerz*

Hinterkopfschmerz

Wenn der Schmerz vorwiegend im Hinterkopf sitzt, tastet man am Nacken rechts und links etwa 3 cm hinter den Ohren nach den druckempfindlichen Punkten; sie werden gleichzeitig durch kräftigen Druck mit der Kuppe von Zeige- und Mittelfinger massiert. Zusätzlich kann man wie bei allgemeinen Kopfschmerzen behandeln.

Bei Migräne kann die Anfallshäufigkeit verringert werden

Bei Migräne kann Akupressur regelmäßig 2–3mal täglich durchgeführt werden, um die Anfallshäufigkeit zu verringern. Bei akuten Anfällen wendet man Akupressur alle 15–30 Minuten an, bis deutliche Besserung eintritt, danach in Abständen von 1–2 Stunden, bis der Anfall überstanden ist. Folgende Punkte werden dazu nacheinander behandelt:

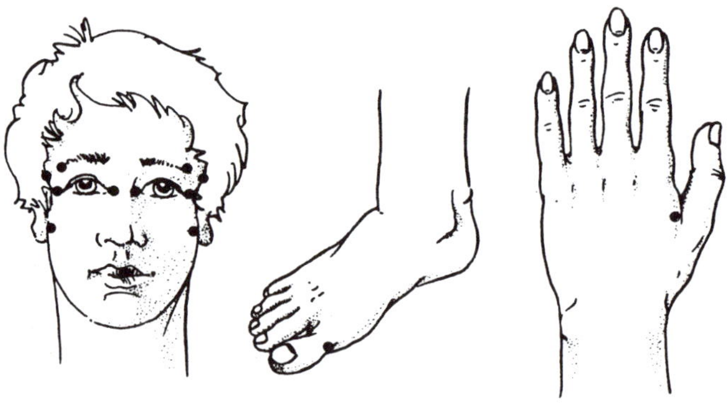

Migräne-Akupressurpunkte

Migräne-Akupressurpunkte

- An den Schläfen die druckempfindlichen Vertiefungen suchen, die deutlich tastbar sind, und gleichzeitig an beiden Seiten mit den Daumenkuppen behandeln.
- Dann massiert man sanft mit der Zeigefingerkuppe die Punk-

te an den beiden äußeren Augenwinkeln und anschließend die beiden Zusatzpunkte, die sich an den äußeren Enden der Augenbrauen befinden.
- Danach tastet man rechts und links über den Kiefergelenken die druckempfindlichen Punkte, die kräftiger mit den Daumenkuppen behandelt werden.
- Genügt das noch nicht, sucht man wie bei allgemeinen Kopfschmerzen die beiden Hilfspunkte seitlich der großen Zehen, die gleichzeitig massiert werden.
- Ein letzter Hilfspunkt befindet sich an der linken Hand in der Falte zwischen Daumen und Zeigefinger, wo mit mäßigem Druck kreisend behandelt wird.

Zur ausführlichen Information über die Akupressur empfehlen wir die einschlägige Literatur. Noch besser wäre es, sich die Anwendung zunächst vom Therapeuten demonstrieren zu lassen.

Gutes Hausmittel gegen Migräne und Kopfschmerzen

Akupressur kann mit gutem Erfolg als Hausmittel gegen Migräne und Kopfschmerzen eingesetzt werden. Vor allem macht sie oft die chemischen Schmerzmittel überflüssig. Aber sie genügt nicht immer allein zur Heilung, sondern kann bei Bedarf mit anderen Naturheilverfahren kombiniert werden.

Magnetfeld- und Intraschalltherapie

Die Wirkungen sind wissenschaftlich gesichert

Hauptwirkungen

Die Behandlung mit Magneteisen kannte bereits die antike Medizin. Sie gehört zu den Naturheilverfahren, die inzwischen auch von der Schulmedizin häufiger angewendet werden. Die Wirkungen sind wissenschaftlich gesichert, endgültig erklären lassen sie sich aber noch nicht. Fest steht, daß Magnetfelder Stoffwechsel, Entgiftung und Entschlackung anregen, Durchblutung und Sauerstoffversorgung verbessern, körpereigene Selbstheilungsregulationen aktivieren und das Nervensystem harmonisieren. Diese Hauptwirkungen empfehlen die Magnettherapie auch bei Kopfschmerzen und Migräne zur ergänzenden Behandlung.

Heute gebraucht man kaum noch Magneteisen, sondern in erster Linie die elektrisch erzeugten pulsierenden Magnetfelder. Die größeren Geräte eignen sich nicht zur Selbstbehandlung, sondern werden in Praxis und Klinik verwendet. Zur Selbsthilfe gibt es im Sanitätshaus handliche elektromagnetische Apparate, die bei Kopfschmerz und Migräne im allgemeinen genügen. Sie werden nach Herstellerangaben zur Linderung akuter Kopfschmerz- und Migräneanfälle und zur Langzeitbehandlung chronischer Schmerzzustände gebraucht.

Am besten bewährt sich die Magnetfeldtherapie an den Nacken-Schulter-Zonen

Am besten bewährt sich oft die Magnetfeldtherapie an den bei der Reflexzonenbehandlung schon genannten Nacken-Schulter-Zonen, außerdem kann die Stirn- und Schläfenregion behandelt werden.

Kombination mit Akupunktur

Magnetfeldtherapie läßt sich gut mit Akupunktur kombinieren. Dazu gibt es im Fachgeschäft linsenförmige kleine Dauermagnete auf einem Pflaster. Sie werden über den bei Akupressur genannten Punkten auf der Haut fixiert und sollen längere Zeit einwirken, damit eine optimale Wirkung eintritt.

Intraschall

Ähnlich gut wie Magnetfelder wirkt der Intraschall. Dabei handelt es sich um hörbare Schallwellen im Frequenzbereich zwischen 20 und 20.000 Hertz. Wenn diese Wellen auf die Moleküle des Gewebes treffen, werden diese zum Mitschwingen angeregt, die Wirkung ähnelt einer intensiven Massage. Insbesondere Stoffwechsel und Nervensystem werden dadurch günstig beeinflußt, außerdem die Spannung der Muskulatur und Blutgefäße. Deshalb kann die Schallwellentherapie auch bei Kopfschmerzen und Migräne gut helfen.

Die Wirkung ähnelt einer intensiven Massage

Kann auch bei Kopfschmerzen und Migräne gut helfen

Geräte zur Selbstbehandlung erhält man im Sanitätshaus. Sie werden nach Herstellerangaben zur Linderung akuter Kopfschmerz- und Migräneanfälle sowie zur Langzeitbehandlung bei chronischen Schmerzen angewendet. Wie bei der Magnetfeldtherapie gilt auch hier, daß die Behandlung der Nacken-Schulter-Zonen und der Stirn-Schläfen-Region oft am besten hilft. Ferner können die Akupressurpunkte, die weiter vorne schon angegeben wurden, mit Intraschall behandelt werden. Dazu gibt es auch Apparate mit einer speziellen Sonde, die präzis auf die Punkte gesetzt werden kann.

Gleichzeitige Nutzung der Wirkung von Intraschall und Magnetfeldern

Manche Intraschallgeräte besitzen überdies einen Aufsatz, der Magnetfelder abstrahlt. Damit nutzt man gleichzeitig die Wirkungen von Intraschall und Magnetfeldern, was besonders gut wirken kann. Lassen Sie sich im Fachhandel die verschiedenen Geräte vorführen, und befragen Sie im Zweifel den Therapeuten.

Kneippsche Wasseranwendungen

Sebastian Kneipp

Die Wasser-(Hydro-)therapie wurde von Pfarrer Sebastian Kneipp (1821–1897) zu einem genau dosierbaren Heilverfahren entwickelt, das über 100 verschiedene Anwendungen umfaßt. Das Wasser selbst bewirkt allerdings wenig, die therapeutischen Effekte kommen hauptsächlich durch den Temperaturunterschied zwischen Wasser und Körper zustande. Dadurch erzielt man vor allem Heilreaktionen der Blutgefäße, des Nervensystems und Stoffwechsels und aktiviert allgemein die Selbstheilungsregulationen. Bei Migräne und Kopfschmerzen sind hauptsächlich die Gefäß- und Nervenreaktionen wichtig.

Therapie von Kopfschmerzen und Migräne

Zur Therapie akuter Kopfschmerzen und Migräneanfälle können einige einfache Wasseranwendungen zur Selbsthilfe genutzt werden. Besonders gut eignen sich dazu die folgenden:

Wassertreten

- Wassertreten in der Badewanne, die bis über die Mitte der Unterschenkel mit kaltem Wasser gefüllt wird. Darin geht man auf und ab, wobei mit jedem Schritt ein Fuß ganz aus dem Wasser gehoben wird. Nach etwa 2 Minuten, wenn als Reaktion Wärme in den Füßen eintritt, beendet man das Wassertreten. Bei Bedarf kann es noch 1–2mal bis zur Schmerzfreiheit wiederholt werden.

Fußbäder

- Fuß-(Unterschenkel-)bäder führt man in einer Wanne oder im großen Eimer durch; die Gefäße werden so weit mit kaltem Wasser gefüllt, daß es bis über die Wadenmitte reicht. Beide Beine taucht man gleichzeitig ins Wasser ein. Wenn nach 20–30 Sekunden als Reaktion angenehme Wärme eintritt, beendet man das Bad. Es kann ebenfalls mehrmals wiederholt werden, bis die Schmerzen verschwunden sind.

Armbäder

- Armbäder wendet man in einer ausreichend großen Wanne an, die so hoch mit kaltem Wasser gefüllt wird, daß es bis kurz unter die Achselhöhlen reicht. Beide Arme taucht man gleichzeitig ein, die Fingerspitzen voran. Nach 20–30 Sekunden, wenn die Erwärmung der Arme eintritt, wird das Bad beendet. Nach Bedarf wird es mehrmals bis zur Schmerzfreiheit wiederholt.

Die bisher genannten Wasseranwendungen wirken alle durch Ableitung von Blut aus dem Kopf in die behandelten Gliedmaßen. Dadurch können die Schmerzen im Kopf indirekt gelindert werden.

Kalter Kopfwickel

Unmittelbar auf die Durchblutung und Gefäßspannung im Kopf wirkt der kalte *Kopfwickel.* Dazu benötigt man 2 quadratische, etwa 80 x 80 cm große Leintücher und ein etwas größeres Wolltuch. Sie werden einzeln zu Dreiecken gefaltet. Dann taucht man ein Leintuch in kaltes Wasser und wringt es leicht aus. Mit der langen Seite wird das Tuchdreieck über den Brauen auf die Stirn gelegt; den mittleren Tuchzipfel führt man über Stirn und Scheitel nach hinten, die beiden anderen Zipfel werden seitlich am Kopf nach hinten geführt, überkreuzen sich am Hinterkopf und werden wieder nach vorne gezogen, wo man sie an der Seite feststeckt. Darüber kommt in gleicher Weise das trockene Leintuch und als äußerer Abschluß das Wolltuch. Nach 1–1 1/2 Stunden entfernt man den Wickel, der bei Bedarf 2–3mal täglich wiederholt werden kann.

Die oben beschriebenen einfachen Wasseranwendungen genügen zur Selbsthilfe. Alle anderen Formen der Hydrotherapie müssen fachlich verordnet werden, manche lassen sich nur in der medizinischen Badeanstalt durchführen.

Die Wassertherapie empfiehlt sich zur Soforthilfe

Die Wassertherapie kann chronische Kopfschmerzen und Migräne allerdings kaum heilen, sondern empfiehlt sich in erster Linie zur Soforthilfe; dadurch kann man oft auf chemische Schmerzmittel verzichten. Bei chronischen Schmerzen gehört die Wassertherapie zur Grundbehandlung, die durch andere Naturheilverfahren ergänzt wird.

Die Aromatherapie

Ätherische Öle aus Heilpflanzen

Bei diesem Naturheilverfahren verwendet man ätherische Öle, die aus Heilpflanzen gewonnen werden und deren Wirkstoffe in konzentrierter Form enthalten. Geeignet sind nur natürliche Essenzen, keine synthetischen Duftstoffe; man erhält sie vor allem im Reformhaus und Naturkostladen

Die Aromatherapie ist mit der Pflanzenheilkunde verwandt, aber nicht identisch damit; ihre Wirkungsweise kann noch nicht endgültig erklärt werden. Wissenschaftliche Untersuchungen ergaben zum Beispiel eindeutig, daß eingeatmete Aromastoffe auf das limbische System wirken. Diese Region im Gehirn steuert vor allem das Gefühls- und Triebleben und beeinflußt zudem übergeordnete Zentren des vegetativen Nervensystems. Ob auch bei Einnahme der ätherischen Öle das

Die eingeatmeten Wirkstoffe wirken auf das limbische System

limbische System angesprochen wird, läßt sich noch nicht zuverlässig beantworten.

Die ätherischen Öle harmonisieren vor allem das Seelenleben und die Funktionen des vegetativen Nervensystems und der von ihm gesteuerten inneren Organe. Die Aromatherapie wirkt also im Sinne des naturmedizinischen Ganzheitsprinzips gleichermaßen auf den gesamten Körper und auf die Psyche.

Die Aromatherapie wirkt auf den gesamten Körper und die Psyche

Bei Kopfschmerzen und Migräne sind vor allem die Wirkungen auf das vegetative Nervensystem und die von ihm kontrollierten Gefäß- und Durchblutungsregulationen sowie die allgemein entspannende Wirkung wichtig. Dazu eignen sich verschiedene ätherische Öle, die stets inhaliert werden; ergänzend kann man einige auch einnehmen und/oder äußerlich anwenden.

Zu den wichtigsten gehören:

Wichtigste ätherische Öle bei Kopfschmerzen und Migräne

- *Basilikum* bei Kopfschmerzen durch Streß und depressive Verstimmungen als Inhalation und innerlich.
- *Eukalyptus* bei Migräne und Nervenschmerzen im Gesicht als Inhalation und zur Einreibung von Stirn, Schläfen und Nacken, bei Bedarf zusätzlich innerlich.
- *Lavendel* vor allem bei Kopfschmerzen und Migräne durch seelisch-nervöse Einflüsse als Inhalation, ergänzend auch innerlich.
- *Majoran* hilft bei Migräne zum Teil überraschend gut, Anwendung als Inhalation, zum Teil zusätzlich innerlich; zu hoch dosiert erzeugt das Öl aber Kopfschmerzen.
- *Melisse* vor allem bei Kopfschmerzen und Migräne, die durch hormonelle Einflüsse oder Wetterfühligkeit verursacht werden, als Inhalation und äußerlich zur Einreibung von Stirn, Schläfen und Nacken, ergänzend oft innerlich.
- *Rose* ergänzend bei Migräne, um die Übelkeit zu lindern, als Inhalation.
- *Rosmarin* vor allem bei Kopfschmerzen durch niedrigen Blutdruck, als Inhalation, zusätzlich auch innerlich (nicht nach 17 Uhr anwenden, sonst drohen Schlafstörungen).

Diese Auswahl bewährter ätherischer Öle mag genügen. Wer die Aromatherapie regelmäßig durchführen will, benötigt dazu einschlägige Literatur mit ausführlichen Informationen. Da die Öle unter Umständen allergische Reaktionen provozieren können, müssen Patienten mit bekannter Allergie vor der Anwen-

Vorsicht bei Allergien

dung den Therapeuten befragen und bei allergischen Symptomen die Behandlung sofort abbrechen.

Anwendung

Die Anwendung erfolgt nach Gebrauchsanweisung. Zur Inhalation verwendet man am besten eine Aromalampe, bei der über einer kleinen Kerze oder einer Glühbirne in einer Schale einige Tropfen Öl verdampft werden. Der Duft breitet sich im Raum aus und wird über längere Zeit eingeatmet.

Innerlich gibt man 3–5 Tropfen ätherisches Öl in etwas Wasser oder auf Zucker durchschnittlich 3mal täglich. Zur Einreibung verwendet man ebenfalls einige Tropfen (je nach Größe des zu behandelnden Körpergebiets), die auf die Finger geträufelt und dann eingerieben werden.

Bei gelegentlichen Kopfschmerzen genügt Aromatherapie oft zur Behandlung

Bei akuten gelegentlichen Kopfschmerzen genügt Aromatherapie oft zur Behandlung. Häufige Kopfschmerzen oder Migräneanfälle dagegen erfordern eine Kombination mit anderen Naturheilverfahren.

Anhang

Zusammensetzung von Fetten und Ölen

Fett/Öl	Fettsäuren (Anteil in %) gesättigt	ungesättigt	hochungesättigt
Butter	37	30	3–6
Diätmargarine	30–35	20–22	45
Distelöl	10	15	75
Kokosf ett	17–19	80	1–2
Leinöl	10	16–18	70
Maiskeimöl	16–18	30–33	50–55
Margarine (keine Diätqualität)	vorwiegend gesättigte Fettsäuren		5–10
Schweineschmalz	40	45	6–9
Sonnenblumenöl	6–7	25–28	60–65

Fettgehalt in Lebensmitteln

Lebensmittel (100 g)	Fettgehalt (g)	Lebensmittel (100 g)	Fettgehalt (g)
Bananen	0,2	Pizza	9,5
Bohnen, grüne	0,3	Pommes frites	10,0
Buttermilch	1,0	Quark, 20 % Fett	4,9
Chesterkäse	32,2	.... mager	0,6
Eiscreme	11,1	Rindfleisch, mager	4,1
Frankfurter Würstchen	20,8	Schellfisch	0,1
Joghurt, fettarm	1,6	Schinken, roh	31,0
Kartoffeln	0,0	Thunfisch in Öl	20,9
Makrelen	11,6	Vollmilch	3,6
Milch, entrahmt	1,5	Vollmilchschokolade	30,0

Speiseplan für 5 Tage

Der folgende Speisezettel genügt zwar nicht, um die übliche falsche Zivilisationskost dauerhaft zu verändern, verdeutlicht aber, worauf es dabei ankommt. Wenn die bereits genannten Grundregeln der Vollwertkost beachtet werden, kann die gesunde Ernährung ansprechend nach persönlichem Geschmack zusammengestellt werden. Das ist von großer Bedeutung, denn eine Kost, die nicht schmeckt, wird auf Dauer nicht akzeptiert. Dann kehrt man oft doch zur gewohnten falschen Zivilisationskost zurück.
Die folgenden Speisepläne führen durchschnittlich 2300 Kalorien am Tag zu. Das genügt, um den Bedarf eines körperlich durchschnittlich belasteten Menschen, der weder beruflich stärker beansprucht ist noch in der Freizeit viel Sport treibt, zu decken. Für Menschen, deren körperliche Beanspruchung über dem Durchschnitt liegt, kann eine höhere Kalorienzufuhr notwendig sein, wie die folgende Tabelle des Kalorienbedarfs bestimmter Berufsgruppen veranschaulicht.

Kalorienbedarf bestimmter Berufsgruppen

Kalorienbedarf am Tag	Berufsgruppen
2200–2400	alle vorwiegend im Sitzen oder Stehen ausgeübten Berufe, also die meisten Büroarbeiten und geistige Berufe.
2600–2800	die meisten Handwerksberufe und Ärzte (außer Chirurgen).
3000–3200	alle Berufe mit überdurchschnittlicher körperlicher Anstrengung wie Briefträger, Laboranten und Schuhmacher.
3200–3600	Handwerker mit stärkerer körperlicher Belastung wie Maler, Metallarbeiter und Schreiner, außerdem Chirurgen.
4000–4500	alle Berufe mit körperlich schwerer Arbeit wie Maurer, Schmiede und landwirtschaftliche Berufe.
5000–6000	Berufe mit außergewöhnlich schwerer körperlicher Arbeit vor allem Bergleute, Holzfäller und landwirtschaftliche Berufe während der Erntezeit.

Die vor allem zur gründlichen Entschlackung und Entgiftung notwendige reichliche Flüssigkeitszufuhr wird hauptsächlich durch 6–8 Glas kochsalz-, kohlensäure- und nitratarmes Mineralwasser (Angaben dazu befinden sich auf dem Flaschenetikett) gedeckt. Morgens sollen nüchtern 2 Glas zimmerwarmes Mineralwasser

eingenommen werden, um die Stuhlentleerung anzuregen. Das restliche Mineralwasser wird gleichmäßig über den Tag verteilt verabreicht.
Ferner führt man Flüssigkeit in Form von Obst- oder Gemüsesäften und Kräutertees zu. Heilkräuter mit therapeutischer Wirkung, z. B. Kamille oder Pfefferminze, eignen sich nicht zum Dauergebrauch, das könnte zu unerwünschten Nebenwirkungen führen. Sie sollten daher nicht länger als 2 Wochen ununterbrochen verwendet werden. Ständig kann zum Beispiel Hagebuttentee getrunken werden, der mild harntreibend wirkt und viel Vitamin C zuführt. Morgens eignet sich anstelle von Schwarztee oder Kaffee vor allem der mild anregende Rosmarintee, insbesondere bei niedrigem Blutdruck. Nachmittags nach 17 Uhr darf Rosmarin nicht mehr eingenommen werden, das könnte den Schlaf behindern. Der Tee wird ungesüßt getrunken, bei guter Verträglichkeit kann etwas Honig zugefügt werden, um den Geschmack zu verbessern.

1. Tag

Frühstück	150 ml Orangensaft Kollath-Frischkornbrei mit Obst, 1 Scheibe Knäckebrot mit 5 g Butter oder Diätmargarine und Kräuterquark Kräuter-(Rosmarin-)tee, Schwarztee oder koffein- und röststoffarmer Kaffee
2. Frühstück	Fruchtsalat
Mittagessen	Rohkostplatte mit Pellkartoffeln Mineralwasser und Kräutertee
Zwischenmahlzeit	Quarkbecher
Abendessen	Salatplatte mit Sauerkraut; 2 Scheiben Vollkornbrot mit 5 g Butter oder Diätmargarine und 20–30 g Brie oder Camembert Mineralwasser und Kräutertee

2. Tag

Frühstück	150 ml Tomatensaft Bircher-Müsli, Bananenjoghurt Kräuter-(Rosmarin-)tee, Schwarztee oder koffein- und röststoffarmer Kaffee
2. Frühstück	1 Glas Magermilch mit 10–20 g Weizenkeimen
Mittagessen	Möhren-Tomaten-Salat, Gemüsesuppe Vollreis mit Spargel; 1 Pfirsich Mineralwasser und Kräutertee

Zwischenmahlzeit	Apfelschnee
Abendessen	Rettichquark; gefüllte Tomaten mit 2 Scheiben schwach geröstetem Vollkorntoast Mineralwasser und Kräutertee

3. Tag

Frühstück	150 ml Möhrensaft Porridge mit 100 ml Johannisbeersaft, 2 Scheiben Knäckebrot mit 5 g Butter oder Diätmargarine, bestreut mit frisch gehackten Kräutern Kräuter-(Rosmarin-)tee, Schwarztee oder koffein- und röststoffarmer Kaffee
2. Frühstück	1 Glas Buttermilch, 1 Apfel
Mittagessen	Apfel-Sellerie-Salat Forelle blau mit Salzkartoffeln, 1 Banane Mineralwasser und Kräutertee
Zwischenmahlzeit	1 Scheibe Knäckebrot mit Kräuterquark
Abendessen	Rohkostplatte; Reisauflauf mit Bananen Mineralwasser und Kräutertee

4. Tag

Frühstück	150 ml Grapefruitsaft Kollath-Frischkornbrei mit Gemüse, 1 Scheibe Knäckebrot mit 5 g Butter oder Diätmargarine, 1 weich- oder hartgekochtes Ei Kräuter-(Rosmarin-)tee, Schwarztee oder röststoff- und koffeinarmer Kaffee
2. Frühstück	1 Becher Magerjoghurt mit Heidelbeeren
Mittagessen	Grüner Salat mit Joghurt-Kräuter-Soße französische Gemüsesuppe; Aubergine überbacken mit Vollkornreis Mineralwasser und Kräutertee
Zwischenmahlzeit	Rhabarbercreme
Abendessen	Sellerie-Tomaten-Salat 2 Scheiben Grahambrot mit 5 g Butter oder Diätmargarine und 2 Scheiben Hartkäse Mineralwasser und Kräutertee

5. Tag

Frühstück	150 ml Traubensaft; Hirsegrütze Kräuter-(Rosmarin-)tee, Schwarztee oder koffein- und röststoffarmer Kaffee
2. Frühstück	Erdbeerjoghurt
Mittagessen	Endiviensalat mit Quark-Kräuter-Soße; Tomatensuppe, überbackene grüne Nudeln; 1 Orange Mineralwasser und Kräutertee
Zwischenmahlzeit	1 Scheibe Knäckebrot mit Heidelbeerquark
Abendessen	Möhren-Paprika-Quark; 2 Scheiben Knäckebrot mit 5 g Butter oder Diätmargarine, 1 Birne Mineralwasser und Kräutertee

Rezepte zur Vollwertkost

(jeweils für 1 Person)

Salate / Rohkostplatten

Apfel-Sellerie-Salat

1 Apfel
250 g Sellerie
1 El Magerjoghurt
1 Tl Magermilch
je 1 Prise Vollsalz und Fruchtzucker
1 El frisch gehackter Schnittlauch

Den Apfel waschen und das Kerngehäuse entfernen.
Den Sellerie gründlich mit der Bürste unter fließendem kaltem Wasser abbürsten und säubern.
Den Joghurt mit Milch, Salz und Fruchtzucker zu einer Soße verrühren.
Den Apfel auf einer Reibe raffeln, den Sellerie grob raspeln, beides vermischen und die Soße hinzufügen.
Mit frisch gehacktem Schnittlauch bestreuen.

Eisbergsalat

250 g Eisbergsalat
je 1 Möhre und Tomate
½ Paprikaschote
½ Becher Magerjoghurt
je ½ El Keimöl, Tomatenmark und Weinessig
½ Tl Dill
je 1 Prise Vollsalz und Fruchtzucker
1 gepreßte Knoblauchzehe

Den Eisbergsalat waschen und abtropfen lassen.
Möhre, Paprika und Tomate waschen und putzen.
Den Eisbergsalat grob zerkleinern, die Möhre in Scheiben, die Paprika in schmale Streifen schneiden und die Tomate achteln.
Alles in einer Schüssel gut mischen.
Den Joghurt mit Essig und Öl verquirlen, Tomatenmark und Dill einrühren, den Saft der Knoblauchzehe hinzufügen, mit Salz und Zucker abschmecken.
Das Dressing über den Salat gießen und noch 10 Minuten durchziehen lassen.

Fruchtsalat

Je 1 Orange, Banane, Birne und Aprikose
1 Tl Fruchtzucker
Saft von ½ Zitrone
je 50 g Erdbeeren und Kirschen

Die Orange halbieren, auspressen, den Saft in eine Schale geben und (bei Bedarf) mit Fruchtzucker süßen.
Die Banane schälen und in Scheiben schneiden, die Birne waschen, das Kerngehäuse entfernen, in Stücke schneiden und mit Zitronensaft beträufeln.
Banane und Birne in den Orangensaft geben.
Die Aprikose entsteinen und in Stücke schneiden.
Die Erdbeeren waschen, putzen und halbieren, die Kirschen waschen, putzen und entsteinen, zum anderen Obst in die Schale geben.
Gut durchmischen, ½ Stunde im Kühlschrank durchziehen lassen und in einem Kelchglas servieren.

Grüner Salat mit Joghurt-Kräuter-Soße

½ Kopfsalat
3 El Magerjoghurt
1 El Magermilch
je 1 Tl Kerbel, Kresse und Petersilie frisch gehackt
1 Prise Vollsalz

Die Kopfsalatblätter waschen, abtropfen lassen und zerkleinern.
Den Joghurt mit Milch und frisch gehackten Kräutern verrühren und mit Salz abschmecken.
Den Salat auf einem Teller anrichten und die Soße hinzufügen.

Möhren-Tomaten-Salat

1 Möhre
2 Tomaten
2 El Magerquark
1 El Reibekäse
je 1 Prise Vollsalz und Fruchtzucker
1 Tl frisch gehackte Petersilie

Die Möhre unter fließendem kaltem Wasser abbürsten, raspeln und in der Mitte eines Tellers anhäufen.
Die Tomate waschen, achteln und um die Möhre verteilen.
Das beim Zerschneiden austretende Tomatenmark zum Quark geben, den Reibekäse einrühren, mit Salz und Zucker abschmecken und über den Salat gießen. Mit frisch gehackter Petersilie garnieren.

Möhren-Tomaten-Sellerie-Salat

Je 50 g Möhren und Sellerieknolle
1 Tomate
2 El Magerquark
1 El Reibekäse
je 1 Prise Vollsalz und Fruchtzucker
1 El frisch gehackte Petersilie

Möhren und Sellerie unter fließendem kaltem Wasser mit der Bürste abbürsten, grob raspeln und auf einem Teller anrichten.
Die Tomate waschen, achteln und um Möhren und Sellerie legen.

Das beim Zerkleinern der Tomate austretende Mark mit dem Quark vermischen, den Reibekäse hinzufügen und mit Salz und Zucker abschmecken.
Die Soße gut mit dem Salat verrühren und mit frisch gehackter Petersilie garnieren.

Rohkostplatte 1

½ Kopfsalat
5 Radieschen
50 g Kresse
½ Apfel
je 1 Möhre und Tomate
¼ Zwiebel
je 2 El Keimöl und Kräuteressig
Saft von ½ Zitrone
je 1 Prise Vollsalz und Fruchtzucker
einige Zwiebelringe und 1 Tl frisch gehackte Petersilie zum Garnieren

Die Kopfsalatblätter waschen und abtropfen lassen.
Die Radieschen putzen, waschen und in dünne Scheiben schneiden.
Die Kresse waschen und abtropfen lassen.
Apfel, Möhre und Tomate waschen und die Zwiebel schälen. Apfel und Möhre grob raspeln, die Tomate achteln, die Zwiebel in Ringe schneiden (einige zum Garnieren zurückbehalten). Alles auf einer Platte anrichten.
Essig, Öl und Zitronensaft verrühren, mit Salz und Zucker abschmecken und über den Salat gießen.
Mit Zwiebelringen und gehackter Petersilie garnieren.

Rohkostplatte 2

Je 1 Tomate, Möhre und Paprikaschote
30 g Feldsalat
je ¼ Sellerieknolle und Salatgurke
4 Oliven
40 g Magerjoghurt
1 El Keimöl
Saft von ½ Zitrone
fertige Salatkräutermischung
1 Prise Meersalz

Alle Zutaten gründlich waschen, putzen und abtropfen lassen.
Die Tomate vierteln, die Möhre grob raspeln, die Paprikaschote von Kernen und Scheidewänden befreien und die Schote in Streifen schneiden, den Feldsalat putzen und die Sellerieknolle grob raspeln. Diese Zutaten auf einer Platte verteilen.
Die Salatgurke würfeln, die Oliven entkernen und halbieren und auf der Platte garnieren.
Joghurt, Öl und Zitronensaft zu einer Marinade verrühren, mit Salatkräutern und Salz abschmecken und über die Rohkost geben.
Vor Verzehr noch 20–30 Minuten durchziehen lassen.

Rohkostplatte 3

einige Kopfsalatblätter
je 50 g Mandarinenfilets und Möhren
1 kleiner Rettich
2 kleine Tomaten
1 El Magermilch
je 1 Prise Vollsalz und Fruchtzucker
3 Oliven
Streifen von grüner Paprikaschote
1 El frisch gehackte Petersilie

Die Kopfsalatblätter waschen, abtropfen lassen und einen Teller damit auslegen.
Die Möhren und den Rettich unter fließendem kaltem Wasser abbürsten, grob raspeln und auf dem Kopfsalat anhäufen.
Die Mandarinenfilets um Möhren und Rettich legen.
Die Tomaten waschen, vierteln und je ein Viertel zwischen die Mandarinenfilets legen.
Magermilch, Salz und Zucker zu einer Soße verrühren und auf dem Salat verteilen.
Die Oliven entkernen, halbieren und mit den Paprikastreifen und gehackter Petersilie auf der Rohkost verteilen.

Salatplatte mit Sauerkraut

einige Kopfsalatblätter
je ½ Apfel und Orange
80 g Sauerkraut (frisch oder Reformhauskonserve)
1/8 l Buttermilch
1 Tl Tomatenmark
1 Prise Kümmel

Die Salatblätter waschen, abtropfen lassen und einen Teller damit auslegen.
Den Apfel waschen, grob raffeln, mit Sauerkraut vermischen und auf den Salatblättern anhäufen.
Aus Buttermilch, Tomatenmark und Kümmel die Soße herstellen und auf dem Salat verteilen.
Die Orange in Filets zerlegen und den Salat damit garnieren.

Tomatensalat, dänische Art

2 Tomaten
20 g dänischer Edelpilzkäse (wie Danablue)
3 El Magerjoghurt
1 Tl saure Sahne
1 Prise Pfeffer
1 Tl frisch gehackter Schnittlauch

Die Tomaten waschen, in Scheiben schneiden und auf einen Teller legen.
Den Käse mit Joghurt und Sahne zu einer glatten Masse verrühren, mit Pfeffer abschmecken und auf den Tomatenscheiben verteilen.
Mit dem gehackten Schnittlauch garnieren.

Tomaten-Paprika-Salat

2 Tomaten
1 grüne Paprikaschote
50 g Magerquark
je 1 El Magermilch und Tomatenmark
1 Prise Vollsalz
1 Tl frische Kresse

Die Tomaten waschen und in Scheiben schneiden.
Die Paprikaschote waschen, Kerne und Scheidewände entfernen, die Schote in Streifen schneiden.
Den Quark mit Milch und Tomatenmark verrühren, mit Salz abschmecken und auf den Tomaten verteilen.
Die Paprikastreifen drauflegen und mit Kresse garnieren.

Zwiebel-Orangen-Salat

2 mittelgroße Zwiebeln
1 Orange
4 schwarze Oliven
1 Tl Keimöl
Saft von ¼ Zitrone
je 1 Prise Vollsalz und Fruchtzucker

Die Zwiebeln schälen und in dünne Scheiben schneiden.
Die Orange schälen und in Filets zerlegen.
Die Oliven entkernen und halbieren.
Alles in einer Schüssel gut vermischen.
Öl und Zitronensaft verrühren, mit Salz und Zucker abschmecken, über den Salat gießen und noch 10 Minuten im Kühlschrank durchziehen lassen.

Milchprodukte mit Obst / Gemüse

Apfelschnee

1 Apfel
1 Eiweiß
10 g Fruchtzucker

Den Apfel waschen und mit Schale und Kerngehäuse auf einer Reibe raffeln. Eiweiß mit Zucker steif schlagen, den Apfel hinzufügen und nochmals gut schlagen, bis die Masse fest wird.

Bananenjoghurt

1 Banane
2 El Magermilch
1 El Fruchtzucker
½ Becher Magerjoghurt

Die Banane mit einer Gabel pürieren, Magermilch und Fruchtzucker hinzufügen und gut vermischen.
Den Joghurt dazugeben und sahnig schlagen.

Bananen-Sanddorn-Joghurt

1 Banane
1 El Sanddornsaft
½ Becher Magerjoghurt

Die Banane mit einer Gabel pürieren, den Sanddornsaft hinzufügen und gut verrühren.
Den Joghurt dazugeben und sahnig schlagen.

Erdbeerjoghurt

125 g Erdbeeren
1 Becher Magerjoghurt
1 El Magermilch

Die Erdbeeren waschen, putzen und in Stücke schneiden.
Den Joghurt mit Milch sahnig schlagen, die Erdbeeren hinzufügen und nochmals gut durchrühren.

Erdbeermilch

¼ l Magermilch
1 El Sahnequark
125 g Erdbeeren
10 g Weizenkleie

Die Milch mit dem Quark gut verrühren.
Die Erdbeeren waschen, putzen und in Stücke schneiden und mit der Milch verquirlen, dann die Weizenkleie einrühren.

Erdbeerquark

Je 100 g Erdbeeren und Magerquark
1 El Magermilch

Die Erdbeeren im Mixer pürieren, den Quark mit der Milch verquirlen.
Die Erdbeeren mit dem Quark mischen und sahnig schlagen.

Früchtequark

100 g Magerquark
1 El Honig
Saft von ½ Zitrone
je ½ Banane und Pfirsich
1 Orange

Den Quark mit Honig und Zitronensaft verrühren.
Die Banane schälen und in Scheiben schneiden, den Pfirsich entsteinen und würfeln, die Orange schälen, zerlegen und die Filets halbieren.
Das Obst mit der Quarkcreme mischen und noch ½ Stunde im Kühlschrank durchziehen lassen.

Heidelbeerjoghurt

1 Becher Magerjoghurt
1 El Magermilch
Saft aus 150 g Heidelbeeren

Den Joghurt mit der Milch sahnig verquirlen.
Die Heidelbeeren entsaften und den Saft gut mit dem Joghurt verrühren.

Heidelbeerquark

1 El Magermilch
½ Eiweiß
je 100 g Heidelbeeren und Magerquark

Die Milch mit dem Eiweiß verquirlen, den Quark hinzufügen und sahnig schlagen.
Die Heidelbeeren im Mixer pürieren, zum Quark geben und gut durchrühren.

Kräuterquark

100 g Magerquark
je 1 El Magermilch, Tomatenmark, Dill, Kerbel, Kresse, Löwenzahn, Petersilie und Schnittlauch (alle Kräuter fein gehackt)
je 1 Prise Vollsalz und Paprikapulver edelsüß

Den Quark mit Milch, Tomatenmark, Paprikapulver und Salz verrühren.
Die Kräuter fein hacken und mit dem Quark verquirlen.

Möhren-Paprika-Quark

Je 100 g Magerquark und Möhren
1 Paprikaschote
fertige Salatkräutermischung
1 Prise Vollsalz

Die Möhren und Paprika waschen, die Möhren grob raspeln, aus der Paprikaschote Kerne und Scheidewände entfernen, die Schote in Würfel schneiden.
Den Quark mit der Kräutermischung und Salz sahnig schlagen, Möhren und Paprika hinzufügen und gut vermischen.

Möhren-Tomaten-Quark

150 g Tomaten
60 g Möhren
100 g Magerquark
2 El Magermilch
je 1 El Tomatenmark und Reibekäse
fertige Salatkräutermischung
1 Prise Vollsalz

Die Tomaten waschen und würfeln, die Möhren waschen und grob raspeln.
Den Quark mit Milch, Tomatenmark und Reibekäse verrühren und mit Salz und Kräutermischung abschmecken.
Möhren, Tomaten und das beim Würfeln ausgetretene frische Tomatenmark mit der Quarkmasse vermischen.

Orangenquark

100 g Magerquark
1 El Magermilch
1 Tl Honig
1 Orange

Den Quark mit Milch und Honig sahnig schlagen.
Die Orange schälen und in Würfel schneiden, mit dem dabei austretenden Saft unter den Quark rühren.

Quarkbecher

120 g Magerquark
je 1 El Aprikosen-, schwarzer Johannisbeer- und Kiwisaft

Je 40 g Quark getrennt mit Aprikosen-, Johannisbeer- und Kiwisaft verrühren.
In einen Glaskelch zuerst Johannisbeerquark, dann Kiwiquark und obendrauf Aprikosenquark einfüllen.
Vor dem Verzehr noch 10–20 Minuten im Kühlschrank durchziehen lassen.

Rettichquark

Je 150 g Magerquark und Rettich
je 1 Prise Kümmel und Vollsalz
10 g Weizenflocken

Den Rettich waschen, putzen, grob raspeln und mit dem Quark vermischen.
Mit Salz und Kümmel abschmecken, auf einem Teller anrichten und mit Weizenflocken garnieren.

Rhabarbercreme

100 g Rhabarber
30 g Fruchtzucker
2 Blatt Gelatine
1/6 l Wasser
1 Eiweiß

Den Rhabarber putzen, waschen, in Stücke schneiden und weichkochen; mit Zucker nach Geschmack süßen.
Die Gelatine in kaltem Wasser einweichen, herausnehmen und in warmem Wasser auflösen; zum Rhabarberkompott geben und abkühlen lassen.
Das Eiweiß zu Schnee schlagen, unter das gelierende Kompott geben und noch 10 Minuten in den Kühlschrank stellen.

Sauermilch-Stachelbeer-Speise

150 g Stachelbeeren
¼ l Sauermilch
1 El Fruchtzucker
20 g Weizenkleie

5 Stachelbeeren zum Garnieren

Die Stachelbeeren durch ein Sieb passieren und ohne Schalen mit der Sauermilch verrühren. Mit Fruchtzucker süßen.
Die Weizenkleie hinzufügen, in einen Glaskelch füllen und mit den halbierten 5 Stachelbeeren garnieren.

Tomatenmilch

¼ l Magermilch
je 100 ml Mineralwasser und Tomatensaft
15 g Weizenkleie
1 Tl frisch gehackte Petersilie

Die Milch und den Tomatensaft gut verquirlen, in ein Glas geben und mit Mineralwasser auffallen.
Die Weizenkleie einrühren und mit gehackter Petersilie bestreuen.

Tomatenquark

3 Tomaten
150 g Magerquark
2 El Magermilch
fertige Salatkräutermischung
1 Prise Vollsalz
10 g Weizenflocken

Die Tomaten waschen und in Würfel schneiden.
Den Quark mit Milch, Kräutermischung und Salz sahnig schlagen.
Die Tomaten auf einem Teller verteilen, die Soße drübergeben und mit Weizenflocken bestreuen.

Getreidespeisen

Apfel-Möhren-Müsli

1 Apfel
2 Möhren
1 El Weizenkleie

1 Tl Zitronensaft
½ Becher Magerjoghurt
1 El gehackte Nüsse
1 Tl Weizenkeime

Den gewaschenen Apfel mit Schale und Kerngehäuse auf einer Reibe grob raffeln.
Die Möhren unter fließendem kaltem Wasser abbürsten und in Scheiben schneiden.
Apfel und Möhren gut vermischen, die Kleie hinzufügen, mit Zitronensaft abschmecken und den Joghurt darauf verteilen.
Nüsse und Weizenkeime über das Müsli streuen.

Bananenmüsli

1 Banane
½ Becher Magerjoghurt
1/8 l Magermilch
2 El Weizenkleie
1 El gehackte Nüsse

Die Banane schälen, in einen Teller geben und mit der Gabel pürieren.
Den Joghurt mit Milch verrühren und mit der Banane mischen.
Die Weizenkleie in den Brei einrühren und mit gehackten Nüssen garnieren.

Bircher-Müsli

20 g Haferflocken
5 El kaltes Wasser
100 g Äpfel (oder anderes Obst)
1 El Kondensmilch
Saft von ½ Zitrone
je 1 El Honig und gehackte Haselnüsse oder Mandeln.

Die Haferflocken über Nacht in Wasser einweichen.
Morgens den gewaschenen Apfel mit Schale und Kerngehäuse auf einer Reibe grob raffeln, mit Haferflocken und Einweichwasser verrühren.
Die Kondensmilch hinzufügen, mit Zitronensaft abschmecken und den Honig einrühren.
Mit gehackten Haselnüssen oder Mandeln garnieren.

Hirsegrütze

1/8 l Magermilch
je ¼ l Wasser und schwarzer Johannisbeersaft (oder anderer Obstsaft)
1 Prise Vollsalz
30 g Hirse

Die Milch und das Wasser zum Kochen bringen, Salz hinzufügen und die Hirse einrühren.
Den Topf ins warme Wasserbad stellen, bis die Hirse stark aufgequollen ist.
Abkühlen lassen und den Obstsaft hinzufügen.

Kollath-Frischkornbrei mit Gemüse

30 g Weizenvollkorn
6 El kaltes Wasser
100 g Möhren
50 g Tomaten
3 El Magerjoghurt
fertige Gewürzkräutermischung

Die Weizenkörner am Abend mit der Schrotmühle grob zerkleinern und mit 6 Eßlöffeln Wasser über Nacht einweichen.
Morgens die Möhren waschen und grob raspeln, die Tomate waschen und in Stükke schneiden.
Möhren und Tomate mit Brei und Einweichwasser vermischen, den Joghurt einrühren und mit Kräutern abschmecken.

Kollath-Frischkornbrei mit Obst

20 g Weizenvollkorn
8 El Wasser
1 Dattel, Feige oder 10 g Rosinen
100 g Äpfel (oder anderes Obst)
1 El Honig
10 g gehackte Mandeln

Die Weizenkörner am Abend mit der Schrotmühle grob zerkleinern und mit 5 Eßlöffeln Wasser über Nacht einweichen.
Dattel, Feige oder Rosinen zerkleinern und mit 3 Eßlöffeln Wasser über Nacht einweichen.

Morgens Weizenschrot, Trockenfrüchte und Einweichwasser vermischen.
Die gewaschenen Äpfel mit Schale und Kerngehäuse auf einer Reibe grob raffeln, mit dem Brei vermischen und mit Honig abschmecken. Mit den gehackten Mandeln bestreuen.

Leinsamenmüsli

2 El Leinsamen
1 Becher Magerjoghurt
5 Datteln oder 3 Feigen
5 El kaltes Wasser.

Die Datteln oder Feigen abends grob zerkleinern und mit Wasser über Nacht einweichen.
Morgens den Leinsamen mit Trockenfrüchten und Einweichwasser vermischen und den Joghurt einrühren.

Polenta 1

40 g Maisgrieß
1 El Reibekäse
1 Tl Diätmargarine
1 Prise Vollsalz

Den Grieß unter ständigem Rühren in kochendes Salzwasser geben; den Topf ins warme Wasserbad geben und kochen, bis alles Wasser aufgesogen ist.
Mit 2 angefeuchteten Löffeln aus dem Grieß Klöße formen und auf einen Teller legen, mit dem Reibekäse bestreuen und mit der geschmolzenen Margarine beträufeln. (Anstelle von Käse und Margarine kann auch Obstsaft über die Klöße gegeben werden.)

Polenta 2

Zutaten wie bei Rezept 1,
dazu ½ Bund Petersilie
je ¼ Bund Kerbel und Schnittlauch

Die Polenta wie bei Rezept 1 herstellen. Statt Klöße zu formen, den gekochten Maisgrieß auf dem Backblech ausstreichen, mit Käse und gehackten Kräutern bestreuen, Margarineflocken darauf verteilen und im vorgeheizten Backofen bei 225 °C 5–8 Minuten goldbraun backen.
Nach dem Abkühlen in Stücke schneiden.

Porridge 1

¼ l Wasser
1 Prise Meersalz
50 g Haferflocken
100 ml Obst- oder Gemüsesaft

Das Wasser mit dem Salz zum Kochen bringen und unter ständigem Rühren die Haferflocken einrühren.
Bei mäßiger Hitze zum festen Brei einkochen, auf einem Teller anrichten und mit dem Saft übergießen.

Porridge 2

1/3 l Wasser
1 Prise Vollsalz
30 g Haferflocken
5 Trockenpflaumen
2 El Sahne

200 ml Wasser mit Salz zum Kochen bringen und unter ständigem Rühren die Haferflocken hinzufügen, bei mäßiger Hitze zum festen Brei einkochen.
Die Pflaumen zerkleinern und mit dem restlichen Wasser 20 Minuten einweichen.
Den Haferbrei in eine Suppentasse füllen, die Pflaumen drauflegen und die Sahne drübergießen.

Rote-Bete-Müsli

1 Rote Bete
1 Apfel
Saft von ½ Zitrone
1 Prise Fruchtzucker
100 ml saure Sahne
2 El Weizenflocken

Die Rote Bete unter fließendem kaltem Wasser abbürsten, den Apfel waschen. Rote Bete und Apfel grob raspeln, vermischen und mit Zitronensaft und Zucker abschmecken.
Die saure Sahne einrühren und mit Weizenflocken vermischen.

Schrotbrei

1/8 l Wasser
30 g Weizenschrot
10 El Magermilch
je 1 Prise Vollsalz und Fruchtzucker
1 Apfel
geriebene Zitronenschale (ungespritzt)

Das Wasser zum Kochen bringen, den Weizenschrot einrühren und 10 Minuten aufquellen lassen. Die Milch mit Zucker und Salz abschmecken und den Weizenschrot hinzufügen.
Etwa 10 Minuten durchziehen lassen und den auf einer Reibe mit Schale und Kerngehäuse grob geraffelten Apfel und die geriebene Zitronenschale hinzufügen.

Andere Gerichte

Auberginen, überbacken

100 g Auberginen
1 Tomate
30 g Vollkornreis
100 ml Wasser
1 Tl Keimöl
je 1 El Magermilch und Reibekäse
je 1 Prise Vollsalz und Curry

Die Auberginen waschen und in Scheiben schneiden.
Die Tomate waschen, würfeln und mit den Auberginenscheiben vermischen. Mit Salz bestreuen und kurz durchziehen lassen.
Den Reis in Wasser 10 Minuten aufquellen lassen.
Eine Auflaufform mit Öl einpinseln und die Hälfte der Auberginen-Tomaten-Mischung einfüllen darauf die halbe Portion Reis geben, den Rest der Auberginen-Tomaten-Mischung darauf verteilen und obendrauf den restlichen Reis.
Die Magermilch mit Reibekäse vermischen, mit Salz und Curry abschmecken und auf dem Reis verteilen.
Im vorgeheizten Backofen bei 200–250 °C etwa 30 Minuten überbacken.

Forelle blau

200 g frische, nicht geschuppte Forelle
2 El Weinessig
½ l Wasser
Saft von ½ Zitrone
1 Lorbeerblatt
1 Prise Meersalz
je 1 Tl Dill und Petersilie frisch, fein gehackt

Forelle waschen und ausnehmen, aber nicht schuppen.
Den Essig erhitzen und über die Forelle gießen.
Das Wasser mit einem Teil des Zitronensafts, Dill und Lorbeerblatt sowie dem Salz 10–15 Minuten kochen, die Forelle hinzufügen und 10–12 Minuten garen.
Den Fisch auf einer Platte anrichten, mit dem restlichen Zitronensaft beträufeln und mit gehackter Petersilie bestreuen.

Frühlingskräutersuppe

Je 2 Handvoll frische Brennessel-, Kerbel- und Löwenzahnblätter
100 g Kartoffeln
1/3 l Gemüsebrühe
1 El Tomatenmark
1 Prise Vollsalz
fertige Kräutermischung für Suppen
2 Knoblauchzehen
1 Tl frisch gehackte Petersilie

Die Kräuter waschen, die Kartoffeln schälen, waschen und würfeln.
Die Kartoffeln in die Gemüsebrühe geben und kochen. Sobald sie gegart sind, die Kräuter und das Tomatenmark in die Brühe geben, mit Salz und fertiger Kräutermischung abschmecken, die Knoblauchzehen auspressen und den Saft zur Suppe geben. Mit gehackter Petersilie garnieren.

Gemüsesuppe

80 g Kartoffeln
1 Möhre
½ Stange Lauch
50 g Weißkohl
1/3 l Gemüsebrühe

fertige Kräutermischung für Suppen
1 Prise Vollsalz
1 El frisch gehackter Kerbel

Das Gemüse putzen und waschen, die Kartoffeln schälen, waschen und würfeln, Lauch und Möhre waschen und in Scheiben schneiden, den Weißkohl waschen und in Streifen schneiden.
Kartoffeln und Gemüse in die Brühe geben, mit der Kräutermischung und Salz abschmecken und garen. Mit gehacktem Kerbel bestreuen.

Gemüsesuppe, französisch

100 g Möhren
je 50 g Kohlrabi und Sellerie
je 1 Kartoffel, Lauchstange und Tomate
1 Tl Diätmargarine
3/4 l Wasser
1 Prise Meersalz
1 Tl Kräutermischung Provence

Das Gemüse putzen, waschen und fein schneiden, die Kartoffel schälen, waschen und würfeln. Kurz in Diätmargarine andünsten, mit Wasser auffüllen und etwa 1 Stunde bei mäßiger Hitze garen.
Abseihen, das Gemüse durch ein Sieb passieren, wieder in das Kochwasser geben und nochmals kurz aufkochen.
Mit Salz abschmecken und die Kräutermischung drüberstreuen.

Nudeln grün, überbacken

70 g grüne Vollkornnudeln
20 g Champignons
1 Tl Diätmargarine
1 Tomate
1 El Tomatenmark
2 El Reibekäse
1 Tl Estragon

Die grünen Nudeln 10–12 Minuten in kochendem Salzwasser garen.
In der Zwischenzeit die Champignons putzen, waschen, in feine Blättchen schneiden und kurz in der Diätmargarine andünsten.
Die Tomate mit heißem Wasser überbrühen, kalt abschrecken, enthäuten, in Wür-

fel schneiden und kurz zu den Champignons in die Pfanne geben. Mit Tomatenmark und 1 Eßlöffel Käse vermischen und mit Estragon abschmecken.
Eine feuerfeste Auflaufform einfetten und die Hälfte der Nudeln einfüllen, darüber die Hälfte der Champignon-Tomaten-Masse, darauf die andere Hälfte Nudeln und obendrauf die restliche Champignon-Tomaten-Masse.
Mit 1 Eßlöffel Käse bestreuen und kurz im Backofen überbacken.

Obstreis

100 g Vollkornreis
10 g Fruchtzucker
1 Ei
100 g Magerquark
je 1 Apfel und Mandarine
150 g Aprikosen

Den Reis mit 2 Tassen Wasser garen, bis alle Flüssigkeit aufgesaugt ist.
Mit Zucker abschmecken und abkühlen lassen.
In der Zwischenzeit das Ei trennen und das Eigelb mit dem Quark (etwas davon zurückbehalten) verquirlen.
Den Apfel waschen, das Kerngehäuse entfernen, in Stücke schneiden.
Die Mandarine schälen und in Filets zerlegen.
Die Aprikosen waschen, entsteinen und in Stücke schneiden.
Das Obst zur Quark-Ei-Masse geben und gut vermischen.
Den Reis auf einem Teller anhäufen. Eiweiß mit restlichem Quark steif schlagen und auf den Reis setzen, die Obst-Quark-Masse um den Reis verteilen.

Pilzrisotto

Je 60 g Vollkornreis und Champignons (oder andere Pilze)
¼ Zwiebel
1 Knoblauchzehe
1 El Keimöl
1/8 l entfettete Fleischbrühe
je 1 Prise Curry, Pfeffer und Vollsalz
1 Tl frisch gehackte Petersilie

Den Reis in haushaltsüblicher Weise garen.
In der Zwischenzeit die Champignons putzen, waschen und in feine Scheiben schneiden. Die Zwiebel und den Knoblauch schälen und fein zerhacken.

Zwiebel und Knoblauch kurz in Öl andünsten, mit Fleischbrühe auffüllen, mit Curry, Pfeffer und Salz abschmecken.
Die Champignons hinzufügen und bei schwacher Hitze 25 Minuten garen.
Kurz vor dem Ende der Garzeit den gekochten Reis hinzufügen.
Gehackte Petersilie über das Risotto streuen.

Reisauflauf mit Banane

50 g Vollkornreis
1 Prise Vollsalz
1/8 l Magermilch
10 g Fruchtzucker
1 Ei
1 Banane
1 Tl Diätmargarine

Den Reis 5 Minuten in Salzwasser kochen.
Die Milch mit dem Zucker vermischen, zum Reis geben und nochmals 15 Minuten kochen.
In der Zwischenzeit das Ei trennen, Eiweiß zu Schnee schlagen.
Die Banane schälen, mit der Gabel pürieren und unter den Eischnee mischen. Den gegarten Reis mit Eigelb vermengen, in eine gefettete Auflaufform schichten, mit Bananenschnee bestreichen und bei schwacher Hitze 15–20 Minuten im Backofen überbacken.

Rhabarber-Reis-Auflauf

200 g Rhabarber
1/8 l Magermilch
¼ Päckchen Vanillezucker
5 g Butter oder Diätmargarine
1 Prise Vollsalz
30 g Naturreis
1 Ei
je 25 g Honig und Mandelstifte

Den Rhabarber putzen, waschen, in Stücke schneiden und mit Wasser halb gar dünsten; das Wasser abseihen.
Die Milch mit Vanillezucker, Butter oder Diätmargarine und Salz zum Kochen bringen, den Reis hinzufügen und bei schwacher Hitze etwa 30 Minuten quellen lassen, danach abkühlen.

Das Ei aufschlagen und trennen, Eigelb mit Honig schaumig rühren.
Alle Zutaten gut vermischen und die Mandelstifte hinzufügen.
Das Eiweiß zu Schnee schlagen und unterheben. In eine gefettete Auflaufform füllen und etwa 15 Minuten backen.

Spinatnudeln

80 g Vollkornnudeln
½ Zwiebel
10 g Diätmargarine
200 g Spinat (tiefgekühlt)
je 1 Prise Muskat und Vollsalz
20 g Reibekäse

Die Nudeln garen, in ein Sieb geben und mit kaltem Wasser abschrecken.
Die Zwiebel schälen, würfeln und kurz in Margarine andünsten; den Spinat hinzufügen und bei schwacher Hitze garen.
Nudeln mit Spinat mischen, mit Salz und Muskat abschmecken und mit Käse bestreuen.

Spinatsuppe

1 Tl Diätmargarine
10 g Vollkornmehl
125 g Spinat (tiefgekühlt)
je 1/8 l Magermilch und Wasser
½ Brühwürfel
je 1 Prise Muskat und Vollsalz

Die Margarine in der Pfanne erhitzen, das Mehl dazugeben und unter ständigem Rühren Spinat, Wasser und Milch hinzufügen.
Kurz aufkochen und den Brühwürfel dazugeben.
Mit Muskat und Salz abschmecken.

Tomaten, gefüllt

30 g Vollkornreis
1 Prise Vollsalz
20 g Geflügelwurst
3 mittelgroße Tomaten
2 El Reibekäse

fertige Kräutermischung
1 Tl frische, gehackte Petersilie

Den Reis in Salzwasser garen.
In der Zwischenzeit die Geflügelwurst in Streifen schneiden und die gewaschenen Tomaten aushöhlen.
Das ausgehöhlte Tomatenfleisch mit Reis vermischen, Wurst und 1 Eßlöffel Käse sowie die Kräutermischung hinzufügen und in die Tomaten füllen.
Mit dem restlichen Käse bestreuen, kurz im Backofen überbacken und mit Petersilie garnieren.

Tomatensuppe

200 g Tomaten
je 1 El Stärkemehl und Tomatenmark
3 El Magermilch
je 1 Prise Rosmarin und Vollsalz
10 g gegarter Vollkornreis
1 El Reibekäse

Die gewaschenen Tomaten zerkleinern und kurz in ¼ l Wasser kochen.
Die Brühe abseihen, die Tomaten durch ein Sieb passieren und wieder in die Brühe geben.
Das Stärkemehl mit Milch, Tomatenmark und Salz vermischen, die Suppe damit abbinden und den Reis hinzufügen.
Nochmals kurz auskochen, mit Rosmarin abschmecken und mit Käse bestreuen.

Register